Kirthana Kunikullaya U.
Venkatesh Doreswamy
Jaisri Goturu

Variabilidade da frequência cardíaca em trabalhadores por turnos

Kirthana Kunikullaya U.
Venkatesh Doreswamy
Jaisri Goturu

Variabilidade da frequência cardíaca em trabalhadores por turnos

ScienciaScripts

Imprint
Any brand names and product names mentioned in this book are subject to trademark, brand or patent protection and are trademarks or registered trademarks of their respective holders. The use of brand names, product names, common names, trade names, product descriptions etc. even without a particular marking in this work is in no way to be construed to mean that such names may be regarded as unrestricted in respect of trademark and brand protection legislation and could thus be used by anyone.

Cover image: www.ingimage.com

This book is a translation from the original published under ISBN 978-3-659-84724-0.

Publisher:
Sciencia Scripts
is a trademark of
Dodo Books Indian Ocean Ltd. and OmniScriptum S.R.L publishing group

120 High Road, East Finchley, London, N2 9ED, United Kingdom
Str. Armeneasca 28/1, office 1, Chisinau MD-2012, Republic of Moldova, Europe
Printed at: see last page
ISBN: 978-620-8-29987-3

ÍNDICE DE CONTEÚDOS

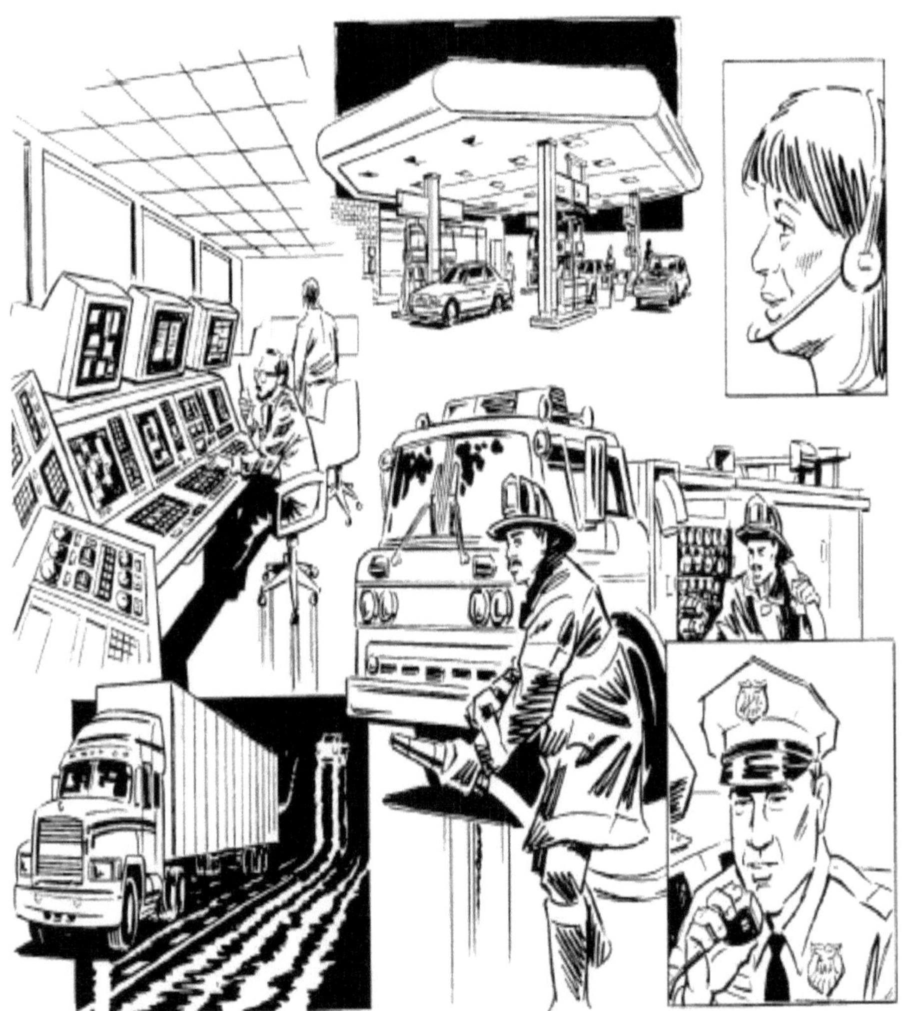

PROFISSÕES COM HORÁRIOS POR TURNOS DE 24 HORAS

INTRODUÇÃO

O peso das doenças cardiovasculares (DCV) está a aumentar nos países em desenvolvimento como a Índia. Prevê-se que o aumento projetado do peso das doenças devido às DCV faça com que estas se tornem o principal contribuinte para a mortalidade e a morbilidade globais. Prevê-se que quase 2,6 milhões de indianos morram devido a doença coronária, o que constitui 54,1% de todas as mortes por DCV na Índia até 2020. Além disso, foi demonstrado que a CHD nos indianos ocorre uma ou duas décadas mais cedo do que nos seus homólogos dos países desenvolvidos. As transições demográficas e sanitárias, as interações genético-ambientais e as influências da desnutrição fetal no início da vida são as causas prováveis do aumento da carga de DCV na Índia[1] . Os vários factores de risco das doenças cardiovasculares são a idade, a hipertensão, a diabetes, a obesidade, a alteração dos níveis séricos de lípidos, o tabagismo, o álcool e a diminuição do exercício físico. Outros factores incluem a profissão, o ambiente de trabalho, o stress associado ao trabalho, a duração do trabalho e o trabalho por turnos. Olsen e Kristensen calcularam que o risco atribuível (fração etiológica) do ambiente de trabalho na incidência de DCV é de cerca de 20%, ou seja, que 1/5 dos casos de DCV não existiriam se todos os factores relacionados com o ambiente de trabalho fossem completamente eliminados .[2]

A privação do sono é muito comum na sociedade atual. Em muitos contextos profissionais, como o trabalho por turnos, os trabalhadores BPO (Business Process Outsourcing in Telephonic or voice support or call centers) que trabalham em horários não tradicionais sofrem de problemas de sono devido a perturbações no seu ciclo normal de sono. Os centros de atendimento telefónico surgiram na sequência das grandes mudanças que ocorreram na esfera do trabalho e do emprego nas últimas duas décadas. O sector é apresentado como uma varinha mágica que irá afastar o desemprego de milhares de jovens licenciados. Estas indústrias têm de funcionar 24 horas por dia porque o processo de produção é muito mais longo do que 8 horas e tem de ser efectuado continuamente. O seu horário de trabalho implica trabalho por turnos. Podem ter de trabalhar ao fim da tarde, a meio da noite, horas extraordinárias ou dias de trabalho extra-longos. Muitos trabalhadores por turnos "rodam" à volta do relógio, o que implica mudar os horários de trabalho do dia para a tarde ou do dia para a noite.

Outros trabalhadores podem ter um turno "permanente" e trabalhar apenas à noite ou ao fim do dia. Há uma preocupação com as questões de saúde e segurança que são exclusivas deste sector relativamente novo e em desenvolvimento. A falta de informação fiável e relevante sobre o estado de saúde dos indivíduos que trabalham por turnos noturnos constitui uma ameaça à sua saúde.

O trabalho por turnos provoca um desajustamento entre o ciclo circadiano e o ciclo sono - vigília, conduzindo a um sono irregular e de má qualidade[3] . O trabalho por turnos está associado a numerosos efeitos negativos, como a fadiga, a diminuição do estado de alerta, os défices cognitivos, o aumento das lesões e as perturbações cardíacas, gastrointestinais e reprodutivas[4] . Os dados disponíveis sugerem que os trabalhadores por turnos correm um risco mais elevado de desenvolver doenças isquémicas do coração. Estudos recentes indicam também que a privação de sono devida ao trabalho por turnos pode afetar o sistema nervoso autónomo, contribuindo para um risco vascular elevado. Os resultados de estudos individuais não têm sido totalmente consistentes, uma variação que pode ser explicada por enviesamentos. A validade dos resultados é prejudicada por potenciais efeitos de aluguer saudável e de sobrevivência .[5]

Assim, seria interessante investigar qualquer efeito do trabalho por turnos no estado cardíaco do trabalhador por turnos, de modo a que qualquer complicação daí resultante possa ser detectada precocemente. Nas últimas duas décadas, foi estabelecida uma relação significativa entre o sistema nervoso autónomo e a mortalidade cardiovascular, incluindo a morte súbita cardíaca. A variabilidade da frequência cardíaca (VFC) representa um dos marcadores mais sensíveis do sistema nervoso autónomo. A VFC tornou-se o termo convencionalmente aceite para descrever as variações da frequência cardíaca instantânea e dos intervalos RR. Para descrever a oscilação em ciclos cardíacos consecutivos, têm sido utilizados outros termos na literatura, por exemplo, variabilidade da duração do ciclo, variabilidade do período cardíaco, variabilidade RR, tacograma do intervalo RR, que enfatizam mais adequadamente o facto de ser o intervalo entre batimentos consecutivos que está a ser analisado e não a frequência cardíaca em si[6] . A frequência cardíaca e a sua variabilidade estão sob influência simpato-vagal e pensa-se que a redução da variabilidade da frequência cardíaca e o aumento da frequência cardíaca resultam de um desequilíbrio autonómico[7] . A redução da VFC é um forte preditor clínico de arritmias e da mortalidade a elas associada.

Pouco se tem documentado sobre a variabilidade da frequência cardíaca dos trabalhadores por turnos na Índia. Embora vários estudos tenham referido uma associação entre a privação de sono devida ao trabalho por turnos e a variabilidade da frequência cardíaca, o tamanho da amostra é pequeno e os resultados obtidos não são consistentes. Este estudo dar-nos-á uma ideia das alterações da frequência cardíaca e da VFC através da análise de vários parâmetros obtidos. Uma melhor compreensão da correlação entre o trabalho por turnos e a VFC pode facilitar a modificação adequada do ambiente de trabalho no sentido de uma saúde positiva.

OBJECTIVOS

1. Avaliar a variabilidade da frequência cardíaca nos trabalhadores do turno noturno da BPO e compará-la com a dos trabalhadores do turno diurno, de acordo com a idade e o sexo.
2. Avaliar o impacto de uma semana de trabalho noturno na variabilidade da frequência cardíaca.

Capítulo 1

REVISÃO DA LITERATURA

Epidemiologia das doenças cardíacas

A doença cardíaca coronária (DCC) assumiu proporções epidémicas na Índia. A doença é mais prevalente nas populações urbanas. A doença ocorre numa idade mais jovem nos indianos, em comparação com os países ocidentais desenvolvidos. Existe uma forte correlação positiva entre o aumento da doença cardíaca coronária na Índia e factores de risco como a urbanização, a alimentação incorrecta, o tabagismo e o sedentarismo. Os principais factores de risco coronário - hipertensão arterial, níveis elevados de colesterol, redução do colesterol de lipoproteínas de alta densidade, resistência à insulina e diabetes - estão a aumentar na Índia e estão fortemente correlacionados com o aumento da doença coronária. Os dados de mortalidade obtidos do Registrar General of India mostram que, em 1998, a taxa anual de mortalidade na Índia era de 840/100.000 habitantes. As doenças cardiovasculares (DCV) contribuem para 27% destas mortes e a sua taxa de mortalidade bruta foi de 227/100.000. As taxas de mortalidade por DCV estão correlacionadas com o tabagismo, os níveis de literacia, a subnutrição fetal, o índice médio de massa corporal dos adultos e a prevalência de excesso de peso e obesidade .[8]

Factores de risco para doenças cardíacas

Factores de risco tradicionais

A hipertensão, a diabetes, o tabagismo e a hipercolesterolemia são rotulados como factores de risco tradicionais modificáveis. Outros, como a falta de exercício físico, o excesso de peso e uma curva em J ou U para o consumo de álcool, são agora acrescentados como factores de risco relacionados com o estilo de vida .[9]

Ambiente de trabalho - Stress profissional

Foi demonstrado que vários factores do ambiente de trabalho estão relacionados com o risco de doença coronária. O trabalho por turnos, o trabalho sedentário e monótono, o tabagismo passivo, o excesso de ruído, o calor e o frio foram incluídos entre os factores de stress profissional[10] . Olsen e Kristensen calcularam que o risco atribuível (fração etiológica) do ambiente de trabalho na doença coronária é de cerca de 20%, ou seja, 1/5 dos casos de doença coronária não existiriam se todos os factores de risco do ambiente de trabalho fossem totalmente eliminados[2] . Boggild e Knutsson concluíram que os trabalhadores do sector do têxtil têm um aumento de 40% no risco de CHD[11] . Um estudo prospetivo realizado nos Estados Unidos mostrou que a taxa de mortalidade padronizada de CHD era mais elevada entre os que trabalhavam 67 horas ou mais por semana .[12]

Trabalho por turnos

Na definição utilizada pela Organização Internacional do Trabalho, o trabalho por turnos é delimitado a situações em que as tripulações ou equipas se alternam para assegurar uma operação contínua[13] . Uma operação contínua pode ser assegurada por pessoal de turnos fixos ou por trabalhadores de turnos rotativos, sem qualquer diferença real para a organização ou o empregador. O objetivo desta tese é o efeito do horário por turnos rotativos na saúde dos trabalhadores por turnos.

O trabalho por turnos não foi uma consequência da revolução industrial - os monges do mosteiro, os guardas do castelo e os marinheiros têm trabalhado a horas estranhas desde a antiguidade. Os perigos do trabalho noturno foram reconhecidos pelo pai da medicina do trabalho, Bernardini Ramazzini (1633-1714), que escreveu em "De Morbis Artificium" (1713) que "os padeiros trabalham de noite e, quando os outros homens já terminaram a tarefa do dia e estão a dormir, recrutando as suas energias, têm de trabalhar toda a noite e dormir todo o dia, como os morcegos". Também os homens instruídos que trabalham à luz de candeeiros a óleo têm "os espíritos (desviados) para outros órgãos (fazendo) com que os seus estômagos abundem no ácido da comida não digerida..."[14] .

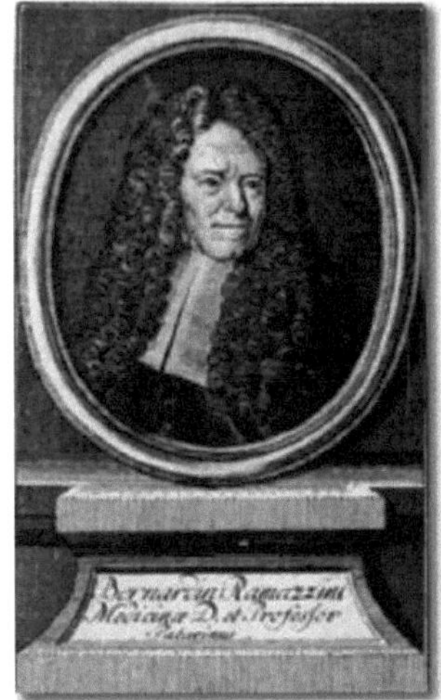

Berrumlmu Rantfizzini, o fundador da Afnhrine Oreuptitional

Fig 1: Bernardino Ramazzini - fundador da medicina do trabalho.

Ao deslocar o horário de trabalho, o trabalho por turnos afecta potencialmente o tempo livre e a vida familiar de todos os trabalhadores por turnos. O trabalhador por turnos pode sentir os efeitos sociais positivos do trabalho por turnos, por exemplo, quando os cônjuges podem revezar-se para cuidar dos filhos mais pequenos em casa[15] . A maioria dos trabalhadores por turnos considera o impacto social negativo. O trabalho por turnos que inclui o trabalho noturno conduz sempre a uma perturbação circadiana e, consequentemente, a alterações fisiológicas. Os efeitos negativos daí resultantes dividem-se em quatro categorias:

a) Problemas de sono e sonolência[16,17] , com efeitos no desempenho .[18]

b) Perturbação social com problemas relacionados com a interação entre o trabalho e a vida social .[19]

c) Risco de resultados adversos na gravidez .[20,21]

d) Doença: Abrange o sofrimento psicológico e pode ser uma doença psiquiátrica como a depressão[22,23] , perturbações gastrointestinais[24,25] e doenças cardíacas.

Vários estudos relataram uma maior prevalência de factores de risco coronário entre os trabalhadores por turnos rotativos, que incluem o aumento do tabagismo, da pressão arterial, do colesterol sérico, da glicose, dos níveis de ácido úrico e da excreção urinária de adrenalina[26] . A maioria das investigações epidemiológicas tem sido de carácter transversal[27-29] ou retrospetivo[30,31] . Até à data, dois estudos prospectivos examinaram a associação entre o trabalho por turnos e as doenças cardiovasculares: um estudo não revelou qualquer associação[32] , mas o outro encontrou um risco relativo de 1,4 entre os trabalhadores por turnos em comparação com os trabalhadores diurnos[33] . Revisões recentes sobre o trabalho por turnos e a saúde em geral[34-36] , sobre o ambiente de trabalho e as doenças cardíacas[37-39] , e sobre o trabalho por turnos e as doenças cardíacas em particular[40] , concluem que o trabalho por turnos e as doenças cardíacas estão associados.

O risco relativo de doença coronária nos trabalhadores por turnos situa-se entre 1,3 e 1,7 quando ajustado para outros factores de risco. O risco aumenta com a presença de outros factores de risco. O risco relativo para "trabalho por turnos mais obesidade" é de 2,3 e para "trabalho por turnos mais tabagismo" é de 2,7. Dados anteriores sugerem que a doença coronária aumenta progressivamente com o número de anos de trabalho por turnos. O risco relativo de doença cardíaca isquémica aumenta com a idade e com o aumento do tempo de trabalho noturno. O rácio de hospitalização padronizado (SHR) para a doença cardíaca isquémica (IHD) é apresentado no Quadro 1[41] . Anteriormente, pensava-se que o aumento do risco podia ser atribuído ao aumento da massa corporal, da pressão arterial, do tabagismo, do stress ou dos lípidos séricos. Atualmente, existe
um conjunto significativo de provas que confirmam um risco acrescido de doença isquémica nos trabalhadores por turnos, que é independente de outros factores de risco cardiovascular. No entanto, os trabalhadores por turnos agravam este risco independente ao praticarem menos exercício físico e ao fumarem mais .[41]

TABELA 1. RÁCIO DE HOSPITALIZAÇÃO PADRONIZADO (SHR) PARA A DCP

NOS TRABALHADORES POR TURNOS

Horário de trabalho	**SHR**
Listas de 24 horas	174
Trabalho noturno e matinal frequente	193
Trabalho noturno	216
Outros tipos de trabalho irregular	172

Uma das consequências do trabalho por turnos é o facto de produzir um desajuste dos ritmos circadianos, conhecido como **dessincronização interna**. O sono é um importante modulador da função cardiovascular, tanto em condições fisiológicas como em estados de doença. Estudos indicam que pode haver uma relação causal entre a privação primária de sono e doenças cardiovasculares e metabólicas, como hipertensão, aterosclerose, acidente vascular cerebral, insuficiência cardíaca, arritmias cardíacas, morte súbita, obesidade e síndrome metabólica[42,43] . Estudos realizados em seres humanos expostos a alterações do ciclo claro-escuro (CL) indicam que os indivíduos não só apresentam sintomas agudos de mal-estar, mas também sintomas crónicos que se manifestam sob a forma de doenças de longa duração. Este é claramente o caso dos trabalhadores por turnos. Um estudo recente analisou o efeito de ciclos de DL diferentes de 24 horas em ratinhos. Os autores demonstraram que os animais expostos a um ciclo de DL de 20 horas (10 horas de luz: 10 de escuridão) apresentam, em comparação com os animais expostos a ciclos de 24 horas, um maior risco de DCV sob a forma de hipertrofia cardíaca e constrição transversal da aorta. Os factores de risco incluíam o adelgaçamento das paredes dos vasos sanguíneos e uma redução da área de secção transversal dos miócitos. Os autores demonstraram também que estes factores de risco podem ser invertidos depois de os animais serem expostos a ciclos de 24 horas de DL. Este estudo mostra claramente que a perturbação do sistema circadiano induzida pelos ciclos de DL, aos quais os animais não conseguem sincronizar-se, provoca perturbações cardiovasculares[44] . Pode supor-se que as aberrações cardiovasculares se devem a alterações semelhantes nos trabalhadores por turnos. Embora 10 existem algumas informações sobre o efeito da perda de sono na atividade basal dos dois principais membros do sistema de stress, o eixo simpático-adrenomedular (VSR) e o eixo hipotálamo-hipófise-adrenocortical (ACTH e corticosterona plasmáticos), mas pouco se sabe sobre o efeito da privação de sono na resposta subsequente a um stressor.

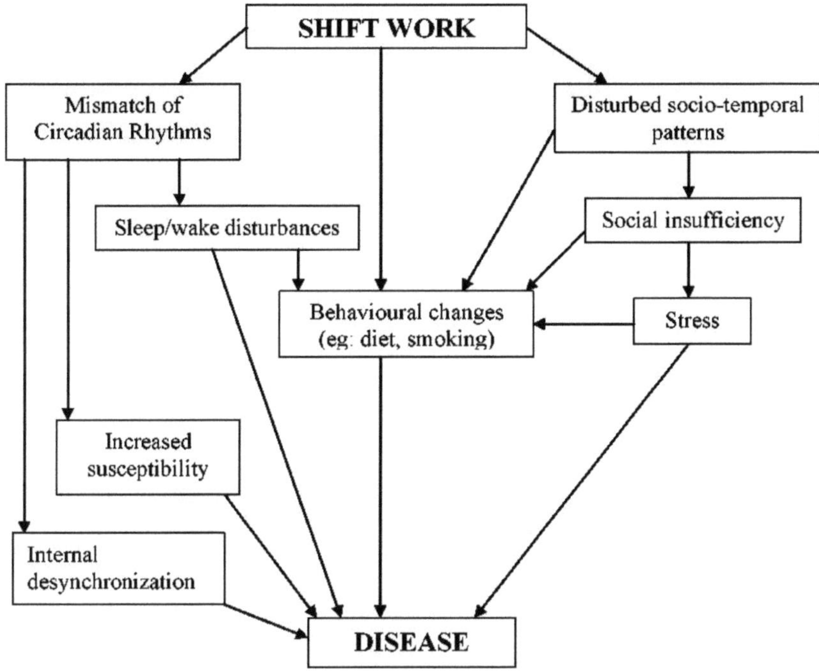

Fig 2: Fluxograma que mostra as vias que causam doenças nos trabalhadores por turnos.

A forma como o horário de trabalho afecta o coração não é clara. O stress do horário de trabalho, por si só, pode causar doenças cardíacas. É mais provável que a doença coronária seja causada por uma combinação de dieta, tabagismo, alcoolismo, outras tensões da vida e história familiar de doença cardíaca. Foram avançadas várias explicações, incluindo perturbações do ritmo circadiano, alterações do comportamento e perturbações das actividades sociotemporais[45] . Até à data, cerca de 40 estudos investigaram o estilo de vida e os factores de risco biológicos nos trabalhadores por turnos[11] . Embora alguns destes estudos tenham referido uma relação significativa entre o risco de DCV e o trabalho por turnos, parece improvável que estes factores de risco possam explicar totalmente o aumento do risco de doença nos trabalhadores por turnos. A investigação sobre outros factores que podem explicar o aumento do risco de DCV é limitada. Um desses factores é a perturbação do controlo autonómico cardíaco. O objetivo do presente estudo é investigar se o trabalho por turnos induz alterações na VFC. Isto poderá fornecer uma possível explicação para o risco de DCV e o trabalho por turnos. A influência da mudança do ciclo trabalho-sono no ritmo circadiano da atividade autonómica cardíaca foi investigada através da análise espetral da VFC.

O coração recebe conexões autonómicas, tanto simpáticas como parassimpáticas. Os nervos parassimpáticos (os vagos) são distribuídos principalmente para o nó sino-atrial e para os nós átrio-ventriculares. Os nervos simpáticos, por outro lado, distribuem-se por todas as partes do coração, com forte representação no músculo ventricular, bem como em todas as outras áreas .[46]

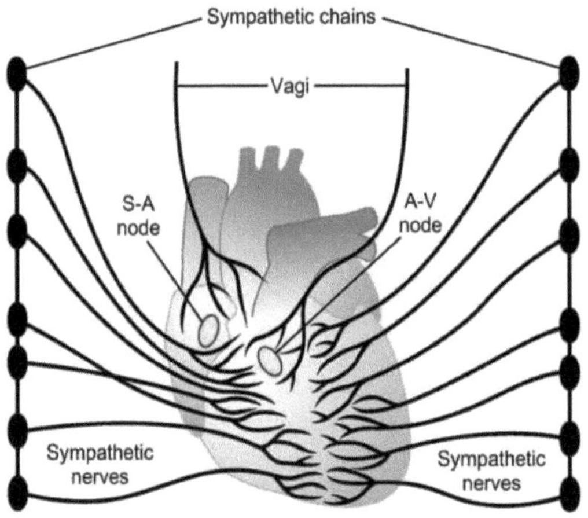

Fig. 3: Inervações autonómicas do coração

Uma das principais caraterísticas destas influências autonómicas consiste na alteração constante da frequência de batimento do coração. A informação chega ao sistema nervoso central (núcleo do trato solitário) através das vias aferentes vagais, é modulada e retorna ao coração através das fibras eferentes vagais rápidas e das fibras eferentes simpáticas lentas. O efeito das fibras parassimpáticas é observado no primeiro batimento subseqüente e o das fibras simpáticas é observado num intervalo de até 20 segundos. O aumento da atividade eferente vagal é caracterizado pela redução da frequência cardíaca e pelo aumento da variabilidade da frequência cardíaca, enquanto a estimulação simpática aumenta a frequência cardíaca e diminui a variabilidade da frequência cardíaca .[47]

Devido à estreita ligação entre o sistema nervoso autónomo e a função do nódulo sino-atrial, a frequência cardíaca e as suas flutuações reflectem alterações no controlo autonómico cardíaco. Esta ligação neural é a base para a avaliação da regulação autonómica cardíaca através da medição da VFC. Esta técnica tem sido utilizada como um método não invasivo de avaliação do controlo neural sobre o coração. A "variabilidade da frequência cardíaca" tornou-se o termo convencionalmente aceite para descrever as variações da frequência cardíaca instantânea e dos intervalos RR. Outros termos utilizados na literatura são variabilidade da duração do ciclo, variabilidade do período cardíaco, variabilidade RR e tacograma do intervalo RR.

Antecedentes

A relevância clínica da VFC foi apreciada pela primeira vez em 1965, quando Hon e Lee observaram que o sofrimento fetal era precedido por alterações nos intervalos entre batimentos antes de ocorrer qualquer mudança apreciável na frequência cardíaca propriamente dita. Há vinte anos, Sayers e outros chamaram a atenção para a existência de ritmos fisiológicos embutidos no sinal da freqüência cardíaca batimento a batimento. A associação do maior risco de mortalidade pós-infarto com a redução da VFC foi demonstrada pela primeira vez por Wolf et al em 1977. Nesta investigação, observou-se que 73 dos 176 pacientes admitidos na Unidade Coronariana com infarto agudo do miocárdio apresentavam arritmia sinusal e maior variabilidade no intervalo RR. Estes pacientes apresentaram menor taxa de mortalidade. Mais recentemente, outros autores confirmaram esta hipótese inicial demonstrando que a diminuição da VFC está relacionada com um maior índice de morbilidade e mortalidade cardiovascular. No final da década de 80 foi confirmado que a VFC era um forte e independente preditor de mortalidade após um enfarte agudo do miocárdio[6] . **Medição da variabilidade da frequência cardíaca**

Análise a longo prazo

Mais frequentemente, a análise da VFC baseia-se em medições de longo prazo da VFC, normalmente durante 24 horas. Recomenda-se geralmente que a análise a longo prazo contenha pelo menos 18 horas de registo. Os desafios da vida diária, como as alterações na postura corporal e a atividade física e mental, influenciam substancialmente as medições da VFC a longo prazo.

Análise a curto prazo

Baseia-se em registos de ECG mais curtos, normalmente de 5 minutos. Uma vantagem dos registos de curta duração é que podem ser realizados em condições estritamente normalizadas: num laboratório com temperatura constante, sem ruído e sem outros estímulos externos que possam influenciar o estado autonómico cardiovascular.

Duração do registo

A duração do registo é determinada pela natureza do método utilizado para a análise da VFC (análise no domínio do tempo ou no domínio da frequência) e pelo objetivo do estudo. Os métodos do domínio do tempo são preferidos para a medição a longo prazo da VFC e os métodos do domínio da frequência para a medição a curto prazo da VFC. No entanto, se forem utilizados métodos de domínio do tempo para avaliar medições a curto prazo, recomenda-se a realização de registos de, pelo menos, 5 minutos. Para as medições do domínio da frequência, recomenda-se que a duração do registo seja, pelo menos, 10 vezes o comprimento de onda do limite de frequência mais baixo do componente espetral em investigação. A avaliação do componente de alta frequência (HF) da VFC requer um registo de 1 minuto de duração. É necessário um registo de 4 minutos para o componente de baixa frequência (LF) e um registo de uma hora para a avaliação da frequência muito baixa (VLF). Assim, a fim de fornecer uma orientação padronizada, é utilizado um registo de 5 minutos de sinal estacionário para a medição a curto prazo da VFC e a interpretação baseia-se no componente espetral HF e LF da VFC. A VFC total e a proporção da variação de baixa frequência aumentam com a duração do registo.

Métodos no domínio do tempo

De acordo com o processamento matemático, os métodos no domínio do tempo podem ainda ser divididos em métodos estatísticos e geométricos.

Medições estatísticas da VFC no domínio do tempo

Num registo contínuo de eletrocardiografia (ECG), cada complexo QRS é detectado e os intervalos normal a normal (NN) (todos os intervalos entre complexos QRS adjacentes resultantes da despolarização do nó sinusal), ou a frequência cardíaca instantânea é determinado. As variáveis simples do domínio do tempo que podem ser calculadas incluem o ***intervalo NN médio,*** a frequência cardíaca média, a diferença entre o intervalo NN mais longo e o mais curto, a diferença entre a frequência cardíaca nocturna e diurna, etc. O SDNN reflecte todos os componentes cíclicos responsáveis pela variabilidade durante o período de registo. Todas estas medições da variação a curto prazo estimam as variações de alta frequência da frequência cardíaca, pelo que estão altamente correlacionadas.

Medições geométricas da VFC no domínio do tempo

Uma limitação importante das medidas geométricas para a avaliação a curto prazo da VFC é o facto de ser necessário um número substancial de intervalos RR para construir padrões geométricos. Assim, para estes métodos, a duração do registo deve ser de pelo menos 20 minutos, mas a duração preferida é de 24 horas ou mesmo mais. Assim, os métodos geométricos são inadequados para alterações a curto prazo da VFC.

Tabela 2: Medidas da VFC no domínio do tempo comummente utilizadas - *Medidas estatísticas*

Variável	Unidades	Descrição
SDNN	ms	Desvio padrão de todos os intervalos NN
RMSSD	ms	A raiz quadrada da média da soma dos quadrados das diferenças entre intervalos NN adjacentes

A contagem NN50 e o pNN50 são outras medidas.

Outras medidas da VFC no domínio do tempo - *Medidas geométricas*

Índice triangular da HRV, TINN, Índice diferencial

Métodos no domínio da frequência

A análise espetral de potência, por definição, decompõe o sinal de frequência cardíaca nos seus componentes de frequência e quantifica-os em termos da sua intensidade relativa, denominada "potência". A métrica assim calculada é designada por densidade espetral de potência (PSD). Os métodos para o cálculo da PSD podem ser geralmente classificados como espectros *não paramétricos* de transformada rápida de Fourier (FFT) e modelação auto-regressiva paramétrica.

Componentes espectrais

A potência total (TP) do sinal de frequência cardíaca - equivalente à variância da VFC (SDNN ao quadrado) - é representada pela área sob a curva PSD. Três espectros principais 15 são os componentes VLF, LF e HF. A explicação fisiológica do componente VLF é muito menos definida e a existência de um processo fisiológico específico atribuível a estas alterações do período cardíaco pode mesmo ser questionada. Assim, a VLF avaliada a partir de registos de curto prazo é uma medida duvidosa e, por isso, deve ser evitada. A medição dos componentes de potência VLF, LF e HF é geralmente feita em valores absolutos de potência (ms^2), mas LF e HF também podem ser medidos em unidades normalizadas (n.u) que representam o valor relativo de cada componente de potência em proporção à potência total menos o componente VLF.

$$Potência_{nu} = (100 \text{ X potência absoluta}) / (\text{potência total - VLF})$$

A representação de LF e HF em n.u. enfatiza o comportamento controlado e equilibrado dos dois ramos do sistema nervoso autónomo. Além disso, a normalização tende a minimizar o efeito sobre os valores dos componentes LF e HF das alterações na potência total .[6]

Tabela 3: Medidas no domínio da frequência - *Análise de registos de curta duração (5 min)*

Variável	**Unidades**	**Descrição**	**Frequência Gama**
LF	ms^2	Potência na gama LF	0,04-0,15 Hz
Norma LF	nu	Potência LF em unidades normalizadas LF/(potência total-VLF)x100	
HF	ms^2	Potência na gama HF	0,15-0,4 Hz
Norma HF	nu	Potência HF em unidades normalizadas HF/(potência total-VLF)x100	
LF/HF		Rácio LF [ms^2]/HF[ms $]^2$	

Medidas de domínio de frequência da VFC - *Análise de 24 horas inteiras*

São utilizadas a potência total, ULF, VLF, LF e HF.

Utilizações da variabilidade da frequência cardíaca

A VFC fornece informações prognósticas sobre pacientes com doenças cardíacas. A redução da VFC demonstrou ser um fator de previsão de doença e morte futuras[48-50] . A VFC reduzida é um forte preditor clínico de arritmias e da mortalidade a elas associada. A redução da VFC sob a forma de potência total reduzida está associada à neuropatia autónoma diabética[6] . No estudo ARIC, verificou-se que as medidas da VFC no domínio do tempo estavam associadas a incidentes de DIC e morte, independentemente de outros factores de risco, ou seja, um SDNN mais baixo estava associado a um maior risco de DIC[48] . No mesmo estudo, verificou-se que as pessoas com hipertensão apresentavam uma VFC mais baixa sob a forma de SDNN na linha de base e que as pessoas com tensão arterial normal com valores de SDNN mais baixos na linha de base apresentavam um maior risco de hipertensão nos 9 anos seguintes do que as pessoas com valores de SDNN mais elevados[51] . A baixa VFC sob a forma de valores de SDNN também previu a espessura da média[48] e a progressão da aterosclerose coronária em doentes com cirurgias de bypass coronário anteriores[52] . A potência total reduzida e o rácio entre a variabilidade de baixa frequência e de alta frequência (LF/HF) também foram associados ao aumento da espessura média em participantes voluntários no exame[53] . Em indivíduos normais, o componente vagal HF do espetro de potência é aumentado apenas durante o sono não-Rapid Eye Movement, ao passo que em pacientes pós-IAM não houve aumento de HF .[54]

Correlatos fisiológicos da VFC

A compreensão dos efeitos moduladores dos mecanismos neurais sobre o nó sinusal foi melhorada pela análise espetral da VFC. A atividade vagal eferente é um dos principais contribuintes para a componente HF[6] . Mais controversa é a interpretação do componente LF, que é considerado por alguns como um marcador de modulação simpática (especialmente quando expresso em unidades normalizadas)[55,56] e por outros[57,58] como um parâmetro que inclui tanto influências simpáticas como vagais. Uma vez que a potência LF é uma combinação de ambas, os investigadores inferem frequentemente que a atividade do sistema nervoso simpático a partir do rácio entre a potência baixa (parassimpática e simpática) e a potência alta (parassimpática), de modo a que a potência parassimpática anule, em certa medida, o rácio[59] . Por conseguinte, alguns investigadores consideram que o rácio LF/HF reflecte o equilíbrio simpático-vagal ou as modulações simpáticas. Todas as medições da variação a curto prazo estimam as variações de alta frequência da frequência cardíaca e, por conseguinte, estão altamente correlacionadas .[6]

Por último, é necessário debater as questões e preocupações relativas à saúde dos empregados dos centros de atendimento telefónico, a fim de desenvolver recomendações para esta nova indústria. A Índia deverá registar a taxa de crescimento mais elevada da indústria de serviços de centros de atendimento na região Ásia-Pacífico. Acredita-se que este sector deverá compensar a perda de receitas da indústria do software. Prevê-se que o sector de externalização de processos empresariais (BPO) da Índia cresça até 30% nos próximos anos. Em Bangalore, mais de 45 grandes unidades de BPO surgiram nos últimos dois anos. A Índia está situada 5 horas à frente do Reino Unido, 10 horas à frente de Nova Iorque e 13 horas à frente de Los Angeles. As empresas dos EUA e do Reino Unido podem reivindicar uma capacidade de resposta nocturna porque, durante o seu dia, é de noite na Índia e os agentes indianos podem responder a e-mails e chamadas. Isto é conhecido como o modelo "follow the sun". É este trabalho noturno que exige o ajustamento do relógio biológico e das práticas sociais a uma hora diferente, o que se está a revelar uma das principais causas de problemas sociais e de saúde.

Longas horas de trabalho, turnos noturnos permanentes, objectivos de trabalho incrivelmente elevados, perda de identidade são as nuvens negras que ameaçam arruinar a indústria dos centros de atendimento telefónico "solarenga" na Índia. Os horários estranhos e a natureza do trabalho enraízam as pessoas numa cadeira 9 horas por dia, lendo interminavelmente conversas pré-escritas ao telefone - muitas vezes para clientes irados de todo o mundo. Esta é a indústria em que cada segundo do tempo de um trabalhador é registado, medido e automaticamente registado num computador para ser elogiado ou censurado semanalmente, em que ir até ao bebedouro para tomar uma bebida e conversar com um amigo altera os indicadores de desempenho, os salários e os aumentos, em que os três actos de ouvir, observar e falar, todos ao mesmo tempo, nunca têm descanso. Esta monitorização do desempenho coloca um enorme stress nos trabalhadores[60] . Estudos anteriores indicam que o sistema de temporização circadiana de um trabalhador médio do turno da noite não consegue adaptar-se com êxito a estes horários de trabalho[7] . A frequência cardíaca e a sua variabilidade estão sob influência simpato-vagal, e pensa-se que a redução da variabilidade da frequência cardíaca e o aumento da frequência cardíaca resultam de um desequilíbrio autonómico[59] . Diz-se que a privação do sono está associada ao aumento da frequência cardíaca, ao aumento da potência espetral LF, um indicador do aumento da atividade do sistema simpático, e à diminuição da potência HF e da VFC. Estes dados implicam que os trabalhadores por turnos podem estar sujeitos a um risco acrescido de desenvolvimento de perturbações como a doença arterial coronária .[61]

Este estudo foi realizado com o objetivo de fornecer uma visão das alterações autonómicas cardiovasculares que ocorrem nos funcionários dos centros de atendimento telefónico, devido ao horário por turnos. Isto pode ajudar-nos, no futuro, a tomar algumas medidas de precaução para evitar o aumento do risco de doenças cardíacas nestes jovens trabalhadores por turnos.

Capítulo 2

METODOLOGIA

FONTE DOS DADOS:

Foi obtida autorização ética do Comité de Ética Institucional. Todas as empresas de BPO que empregam indivíduos que trabalham por turnos foram incluídas no estudo. Neste estudo, 36 empregados de BPO que trabalham no turno da noite foram os sujeitos e 36 trabalhadores do turno do dia foram os controlos (pessoas com sono normal). Foram recrutados como sujeitos os trabalhadores que trabalham em apoio telefónico ou de voz. Foram incluídos participantes com idades compreendidas entre os 18 e os 55 anos. Os sujeitos e os controlos foram equiparados em termos de idade e sexo. A amostragem foi intencional. Os empregados do centro de atendimento noturno incluídos no estudo trabalhavam num horário médio rotativo noturno, de acordo com a codificação de Amelsvoort et al (Quadro 4)[62] . De acordo com esta codificação, estes trabalhadores faziam 7 turnos noturnos consecutivos e depois tinham um dia de folga, seguido de 14 dias de turno diurno antes do início do turno noturno seguinte. O turno noturno começava das 22:00 às 06:00 GST (8 horas/dia ou 56 horas/semana). No entanto, os trabalhadores do turno diurno incluídos no estudo trabalhavam das 08:00 às 16:00 (8 horas/dia) numa empresa de BPO diferente. Ambas as empresas escolhidas para o estudo realizavam um trabalho semelhante, pelo que o stress no trabalho entre os trabalhadores do turno diurno e noturno era idêntico. Os trabalhadores do turno diurno nunca tinham feito qualquer tipo de turno noturno na sua vida.

Quadro 4: Estrutura dos horários dos turnos incluídos

DESLOCAMENTO CALENDÁRIO	**ESTRUTURA**
Avanço rápido	MMEENNNxxMMEEENNxxMMMEENNxxx
Retrocesso rápido	NNEEMMMxxNNNEEEMMxxNNNNEEMMxxx
Médio Para trás	EEEExxMMMxxNNNNxxxEEExxMMMMxxNNNNxxxEEEEExxxMMMxxNNNN xxx

M:Turno da manhã, E:Turno da tarde,N:Turno da noite,x:dia livre

MÉTODOS:

Foi obtido o consentimento informado dos voluntários para a realização de um eletrocardiograma (ECG) de canal único, a fim de determinar a VFC. O procedimento foi explicado a cada voluntário antes do teste. A VFC foi medida utilizando o software RMS Vagus HRV (RMS, Índia). O historial de saúde geral e o historial menstrual foram recolhidos através de um questionário normalizado. Foi administrado a todos os participantes um questionário sobre o sono, denominado Escala de Sonolência de Epworth (ESS), para avaliar o seu grau de sonolência. As voluntárias foram submetidas a um exame de saúde física geral. A VFC medida foi comparada entre os funcionários do call center do turno da noite e do turno do dia. Os resultados foram apresentados como média ± DP.

CRITÉRIOS DE INCLUSÃO:

1. 36 trabalhadores BPO do turno da noite.
2. 36 Trabalhadores diurnos da BPO - indivíduos com idades e sexos semelhantes.
3. Idade dos indivíduos entre 18 e 55 anos.
4. Ambos os sexos.
5. Todos os trabalhadores que trabalham numa empresa de externalização de processos empresariais - tanto os trabalhadores do turno diurno como os do noturno - fazem um tipo de trabalho semelhante, envolvendo um stress semelhante.
6. Trabalhar na empresa há pelo menos > 2 meses.

CRITÉRIOS DE EXCLUSÃO:

1. Indivíduos com outras doenças endócrinas pré-existentes, problemas cardíacos, perturbações psiquiátricas, problemas médicos (não diabéticos, não hipertensos).
2. Voluntários que estejam a tomar drogas como anfetaminas, sedativos, benzodiazepinas, estimulantes do sistema nervoso central, esteróides ou qualquer outra droga que afecte gravemente a qualidade ou a quantidade do sono.
3. Ambos os grupos com pessoas que não são fumadoras.
4. Sobretudo os trabalhadores do turno diurno, que nunca fizeram o turno noturno na sua vida.

PARÂMETROS:

1. Idade.
2. Sexo.
3. Antropometria (Índice de Massa Corporal)
4. Escala de Sonolência de Epworth (ESS) (Quadro 5)
5. Duração do emprego.
6. Variabilidade da frequência cardíaca (parâmetros no domínio do tempo e da frequência)

- Intervalo RR médio, frequência cardíaca média (FC)
- Domínio do tempo - SDNN, RMSSD.
- Parâmetros do domínio da frequência - Potência LF%, Potência HF%, LF/HF Potência%, Potência LF n.u, Potência HF n.u, Potência LF ms^2 , Potência HF ms^2.

Índice de Massa Corporal (IMC): peso (em kg) / $altura^2$ (em m)

Escala de Sonolência de Epworth (ESS)[63]

Qual é a probabilidade de adormecer nas situações descritas abaixo, em vez de se sentir apenas cansado? Isto refere-se ao seu modo de vida habitual nos últimos tempos. Mesmo que não tenha feito algumas destas coisas recentemente, tente perceber como é que elas o teriam afetado. Utilize a seguinte escala para escolher o número mais adequado a cada situação:-

0 = nunca dormiria

1 = Ligeiras hipóteses de adormecer

2 = Probabilidade moderada de adormecer

3 = Grande probabilidade de cochilar

Quadro 5: Escala de Sonolência de Epworth (ESS):

Situação	Possibilidade de adormecer ou dormir
Sentar-se e ler	
Ver televisão	
Sentar-se inativo num local público	

Ser passageiro de um veículo a motor durante uma hora ou mais	
Deitar-se à tarde	
Sentar-se e falar com alguém	
Sentar-se calmamente depois do almoço (sem álcool)	
Parado por alguns minutos no trânsito durante a condução	
Pontuação total (somar as pontuações)	

A pontuação total da ESS é a soma das pontuações de 8 itens e pode variar entre 0 e 24.

1-6 - Parabéns, está a dormir o suficiente!

7-8 - A sua pontuação é média

A partir dos 9 anos - Muito sonolento e deve procurar aconselhamento médico.

INVESTIGAÇÕES E INTERVENÇÕES:

A variabilidade da frequência cardíaca foi calculada utilizando o software RMS Vagus HRV (RMS, Índia).

O aparelho *S* HRV foi instalado numa sala em ambas as empresas. Procurou-se que a sala fosse bem ventilada e tranquila, para que as perturbações externas fossem nulas.

S O procedimento foi explicado em pormenor aos participantes.

S Foi obtido o consentimento informado.

Os indivíduos foram obrigados a preencher o questionário, incluindo a ESS, que incluía informações sobre o seu estado de saúde geral, história menstrual, medicamentos e hospitalização anterior.

J O indivíduo foi obrigado a deitar-se e a relaxar em posição supina durante 15 minutos antes do procedimento.

O ECG na derivação II foi registado durante 5 minutos, durante os quais foi pedido ao participante que relaxasse, de olhos fechados, sem mexer os membros, sorrir ou falar.

$$Z = \frac{Tobs - \mu_T}{\sigma_T}$$

J A análise dos parâmetros da HRV foi efectuada utilizando a transformação rápida de Fourier (FFT) com o software RMS Vagus HRV (RMS, Índia).

<u>Métodos estatísticos</u>[64, 65, 66] : No presente estudo, foi efectuada uma análise estatística descritiva. Os resultados das medições contínuas foram apresentados em Média ± DP (Mín-Máx) e os resultados das medições categóricas foram apresentados em Número (%). A significância foi avaliada a um nível de significância de 5 %. O teste t de Student (de duas caudas, independente) foi utilizado para determinar a significância dos parâmetros do estudo numa escala contínua entre dois grupos (análise intergrupos) e o teste U de Mann Whitney foi utilizado para determinar a significância dos parâmetros em condições não paramétricas e o teste t de Student (de duas caudas, dependente) foi utilizado para determinar a significância dos parâmetros do estudo numa escala contínua dentro de cada grupo e o teste de Wilcoxon para determinar a significância (com o grupo) entre a linha de base e uma semana depois nos trabalhadores do turno da noite. O teste t de Student (com duas caudas; independente) foi utilizado para testar a homogeneidade das amostras com base na idade (ou parâmetros contínuos) e o teste do Qui-quadrado para testar a homogeneidade das amostras com base em parâmetros numa escala categórica entre dois grupos.

1. Teste U de Mann Whitney

Onde T_{Obs} Soma das classificações em n_a Grupo A e n_b Grupo B

Li_T Os valores extraídos são iguais a $\frac{na(N+1)}{2}$ para TA e $\frac{nb(N+1)}{2}$ para TB

2. Teste Wilcoxon Signed Rank

Procedimento:

1. Obter as diferenças entre dois conjuntos de dados e classificar as diferenças depois de as organizar por ordem crescente e decrescente.
2. Calcular a soma de ordem de R1 das diferenças positivas

3. Calcular

$$T = \frac{\left[\left|R1 - (n(n+1)/4\right| - 1/2\right]}{\sqrt{(n(n+1)(2n+1)/24}}$$

4. se T>Z1-a/2, rejeitar a hipótese nula, caso contrário, aceitar a hipótese nula

3. Teste do Qui-Quadrado

$$\chi^2 = \frac{\sum(Oi - Ei)^2}{Ei}$$ em que Oi é a frequência observada e Ei é a frequência esperada

4. Teste t de Student (duas caudas, independente)

$$t = \frac{(\bar{x}_1 - \bar{x}_2) - (\mu_1 - \mu_2)}{\sqrt{s^2(1/n1 + 1/n2)}}$$

Where $s^2 = \dfrac{(n1-1)\sum_{i=1}^{n1}(x1 - \bar{x}1)^2 + (n2-1)\sum_{i-1}^{n2}(x2 - \bar{x}2)^2}{n1 + n2 - 2}$

5. Teste t de Student para comparações emparelhadas

Objetivo: Investigar a significância da diferença entre as médias de uma única população. Não são feitas suposições sobre as variâncias populacionais

$$t = \frac{(\bar{x}1 - \bar{x}2)}{s/\sqrt{n}}$$

em que $s = \sqrt{\sum(di - \bar{d})^2 / n - 1}$ di é a diferença formada para cada par de observações

6. Algarismos significativos

+ Significância sugestiva (valor de P: $0,05<P<0,10$)

* Significativo (valor P: $0,01<P < 0,05$)

** Fortemente significativo (valor P: $P<0,01$)

Software estatístico: O software estatístico, nomeadamente o SPSS 15.0, o Stata 8.0, o MedCalc 9.0.1 e o Systat 11.0, foi utilizado para a análise dos dados e o Microsoft Word e o Excel foram utilizados para gerar gráficos, tabelas, etc.

RESULTADOS

Foi efectuado um estudo prospetivo de avaliação comparativa que incluiu 36 empregados de call center do turno noturno e 36 empregados de call center do turno diurno como controlos. Entre os funcionários do call center do turno da noite, os dados da variabilidade da frequência cardíaca foram recolhidos duas vezes, uma no início do turno da noite e outra no final de uma semana de serviço noturno. A idade média dos funcionários do turno diurno e do turno noturno foi de 25,69 ± 3,56 anos. Entre os trabalhadores do turno diurno, 26 (72,2%) eram do sexo feminino e 10 (27,8%) do sexo masculino. Entre os trabalhadores do turno da noite, 25 (69,4%) eram do sexo feminino e 11 (30,6%) do sexo masculino. A média do IMC (em kg/m^2) dos trabalhadores do turno diurno foi de 20,53 ± 2,95 e dos trabalhadores do turno noturno foi de 21,94 ± 3,8. (Tabela - 6; Gráficos - 1a, 1b, 1c)

Comparação de ESS (Tabela - 6; Gráfico - 1d):

A análise estatística da ESS nos trabalhadores dos turnos diurno e noturno revelou uma diferença significativa, com uma média ± DP de 2,64 ± 1,76 nos trabalhadores do turno diurno e de 9,69 ± 3,71 nos trabalhadores do turno noturno ($p < 0,001$), o que indica que o grau de sonolência é maior nos trabalhadores do turno noturno.

Comparação da duração do emprego (Quadro - 6; Gráfico - 1e):

A duração do emprego entre os trabalhadores do turno diurno, segundo a média ± DP, foi de 41,39 ± 24,6 meses e a dos trabalhadores do turno noturno foi de 49,42 ± 33,58 meses. O presente estudo não encontrou diferenças estatísticas significativas na duração do emprego entre os trabalhadores dos turnos diurno e noturno.

Comparação do Intervalo RR médio (Tabela - 7,8,9; Gráfico - 2):

O intervalo RR médio foi de 0,85±0,13 (média ± DP) nos trabalhadores do turno diurno e de 0,82±0,10 nos trabalhadores do turno noturno no início do turno (linha de base), e de 0,76±0,10 no final de uma semana de trabalho noturno contínuo. A análise estatística mostrou um declínio significativo entre os trabalhadores do turno da noite após uma semana de trabalho noturno no intervalo RR com p = 0,001 em comparação com os trabalhadores do turno diurno. A p

<0,05 foi obtido na comparação com o grupo do turno da noite. O valor de p entre os valores do intervalo RR basal do turno diurno e do turno noturno foi de 0,072.

Comparação da frequência cardíaca (FC) média (Tabela - 7,8,9; Gráfico - 3):

A frequência cardíaca (FC) média foi de 72,14±11,96 (média ± DP) nos trabalhadores do turno diurno e de 74,58±8,46 nos trabalhadores do turno noturno no início do turno (linha de base), e de 80,33±10,64 no final de uma semana de trabalho contínuo noturno. Houve um aumento significativo da FC com p <0,01 na comparação entre os funcionários do turno diurno e a VFC do turno noturno medida após uma semana. Foi obtido um p <0,01 na comparação entre o grupo do turno da noite. O valor de p entre os valores de FC basais do turno diurno e do turno noturno foi de 0,213.

Comparação dos parâmetros de domínio temporal da VFC:

SDNN (Tabela - 7,8,9; Gráfico - 4):

A média do SDNN (desvio padrão de todos os intervalos NN em ms) foi de 50,91±13,61 (média ± DP) nos funcionários do turno diurno e 49,62±21,12 nos funcionários do turno noturno no início do turno (linha de base) e 43,22±13,97 no final de uma semana de trabalho noturno contínuo. A análise estatística mostrou um declínio significativo no valor SDNN com p <0,05 na comparação entre os funcionários do turno diurno e a VFC do turno noturno medida após uma semana. Foi obtido um valor de p <0,05 na comparação entre o grupo do turno da noite. Na comparação do SDNN entre os valores de referência do turno diurno e do turno noturno (p = 0,760).

RMSSD (Quadro - 7,8,9; Gráfico - 5):

A média da RMSSD (raiz quadrada da média da soma dos quadrados das diferenças entre intervalos NN adjacentes, em ms) foi de 41,20±13,54 (média ± DP) nos trabalhadores do turno diurno e de 43,3±19,38 nos trabalhadores do turno noturno no início do turno (linha de base) e de 39,11±16,14 no final de uma semana de trabalho contínuo noturno. A análise estatística não revelou diferenças significativas no valor RMSSD (p = 0,554) na comparação entre os trabalhadores do turno diurno e os trabalhadores do turno noturno com a VFC medida após uma semana. Foi obtido um p = 0,118 na comparação com o grupo do turno da noite. Na comparação da RMSSD entre os valores de referência do turno diurno e noturno, obteve-se um p = 0,595. No entanto, observa-se uma tendência para o declínio.

Comparação dos parâmetros do domínio da frequência da HRV :

LF POWER (%) (Tabela - 10,11,12; Gráfico - 6):

O LF POWER (%) foi de 17,78±11,92 (média ± DP) nos funcionários do turno diurno e de 14,02±11,41 nos funcionários do turno noturno no início do turno (linha de base), e 11. 31±8,61 no final de uma semana de trabalho noturno contínuo. A análise estatística pelo teste U de Mann Whitney mostrou uma diferença significativa na LF POWER (%) com um valor de p <0,01 na comparação entre os empregados do turno diurno e a HRV do turno noturno medida após uma semana. O valor de p entre o POWER LF (%) basal do turno diurno e do turno noturno foi <0,10. Foi obtido um p = 0,108 na comparação dentro do grupo do turno da noite pelo teste de Wilcoxon.

HF POWER (%) (Tabela - 10,11,12; Gráfico - 7):

O HF POWER (%) foi de 10,02±7,02 (média ± DP) nos funcionários do turno diurno e de 8,63±7,89 nos funcionários do turno noturno no início do turno (linha de base), e de 7,58±10,26 no final de uma semana de trabalho noturno contínuo. A análise estatística pelo teste U de Mann Whitney mostrou uma diferença significativa no HF POWER (%) (p < 0,01) na comparação entre a VFC dos funcionários do turno diurno e do turno noturno medida após uma semana. O valor de p entre o POWER (%) de HF basal do turno diurno e do turno noturno foi de 0,139. Foi obtido um valor de p de 0,289 na comparação dentro do grupo do turno da noite através do teste de classificação assinado de Wilcoxon.

POTÊNCIA LF / HF (%) (Tabela - 10,11,12; Gráfico - 8):

O POWER LF/HF (%) foi de 2,04±0,99 (média ± DP) nos funcionários do turno diurno e de 2,26±1,08 nos funcionários do turno noturno no início do turno (linha de base), e de 2,39±1,42 no final de uma semana de trabalho noturno contínuo. A análise estatística pelo teste U de Mann Whitney não mostrou diferença significativa no LF/HF POWER (%) 29 com um valor de p de 0,262 na comparação entre a VFC dos trabalhadores do turno diurno e do turno noturno medida após uma semana. No entanto, observa-se definitivamente uma tendência para o aumento dos valores. Foi obtido um valor de p de 0,768 na comparação entre o grupo do turno da noite através do teste de Wilcoxon. O valor de p entre o LF/HF POWER (%) basal do turno diurno e do noturno foi de 0,270.

LF POWER(n.u) (Tabela - 10,11,12; Gráfico - 9):

O LF POWER (n.u) foi 64,10±10,18 (média ± DP) nos funcionários do turno diurno e 64,93±14,54 nos funcionários do turno noturno no início do turno (linha de base), e 65,73±13,56 no final de uma semana de trabalho noturno contínuo. A análise estatística pelo teste t de Student não revelou diferenças significativas na LF POWER (n.u) (p = 0,565) na comparação entre a VFC dos trabalhadores do turno diurno e do turno noturno medida após uma semana. No entanto, observa-se uma tendência para o aumento da LF POWER (n.u) entre os trabalhadores do turno da noite. Foi obtido um p = 0,730 na comparação dentro do grupo do turno noturno através do teste de Wilcoxon. O valor de p entre o POWER LF (n.u) basal do turno diurno e do turno noturno foi de 0,779.

HF POWER(n.u) (Tabela - 10,11,12; Gráfico - 10):

O HF POWER (n.u) foi de 35,89±10,11 (média ± DP) nos funcionários do turno diurno e de 35,08±14,50 nos funcionários do turno noturno no início do turno (linha de base), e de 34,18±13,48 no final de uma semana de trabalho noturno contínuo. A análise estatística através do teste t de Student não revelou diferenças significativas no HF POWER (n.u) (p = 0,544) na comparação entre os funcionários do turno diurno e os funcionários do turno noturno, na VFC medida após uma semana. Foi obtido um valor de p de 0,698 na comparação entre o grupo do turno da noite. O valor de p entre a HF POWER (n.u) do turno diurno e do turno noturno foi de 0,783. No entanto, observa-se uma tendência para a diminuição do HF POWER (n.u) entre os trabalhadores do turno da noite.

LF POWER (ms^2) (Tabela - 10,11,12; Gráfico - 11):

A POTÊNCIA LF (ms^2) foi de 242,08 ± 167,45 (média ± DP) nos funcionários do turno diurno e de 309,67 ± 337,38 nos funcionários do turno noturno no início do turno (linha de base), e de 274,19 ± 250,05 no final de uma semana de trabalho contínuo no turno noturno. A análise estatística pelo teste t de Student não mostrou diferença significativa na LF POWER (ms^2) com valor de p de 0,524 na comparação entre os funcionários do turno diurno e noturno da VFC medida após uma semana. Foi obtido um valor de p de 0,616 na comparação entre o grupo do turno da noite. O valor de p entre o POWER LF basal do turno diurno e do turno noturno (ms^2) foi de 0,285. No entanto, observa-se uma tendência para o aumento da POTÊNCIA LF (ms^2) entre o turno diurno e após uma semana de trabalho noturno.

HF POWER (ms^2) (Tabela - 10,11,12; Gráfico - 12):

O HF POWER (ms^2) foi de 144,11±68,54 (média ± DP) nos funcionários do turno diurno e 155,47±122,1 nos funcionários do turno noturno no início do turno (linha de base) e 138,94±85,39 no final de uma semana de trabalho noturno contínuo. A análise estatística pelo teste t de Student não mostrou diferença significativa no HF POWER (ms^2) com um valor de p de 0,628 na comparação entre os funcionários do turno diurno e os funcionários do turno noturno na VFC medida após uma semana. Foi obtido um valor de p de 0,447 na comparação com o grupo do turno da noite. O valor de p entre o POWER de HF basal do turno diurno e do turno noturno (ms^2) foi de 0,628. Observa-se uma tendência para a diminuição do HF POWER (ms^2) entre o turno diurno e após uma semana de trabalho noturno.

Quadro 6: Caraterísticas básicas dos indivíduos estudados

Variáveis	*Trabalhadores do turno*	*Trabalhadores do turno da*	*Significado*
Número de indivíduos	36	36	-
Idade em anos	25.69±3.56	25.69±3.56	t=0,000;p=1,000
Masculino	10(27.8%)	11(30.6%)	X^2 =0,067; p=0,795
Feminino	26(72.2%)	25(69.4%)	X^2 =0,067; p=0,795
Pontuação ESS	2.64±1.76	9.69±3.71	t=10,311;$p<0,001$**

IMC (kg/m)^2	20.53±2.95	21.94±3.8	t=1,771;p=0,081+
Empregado desde meses	41.39±24.6	49.42±33.58	t=1,157;p=0,251

Gráfico 1a: Comparação entre géneros:

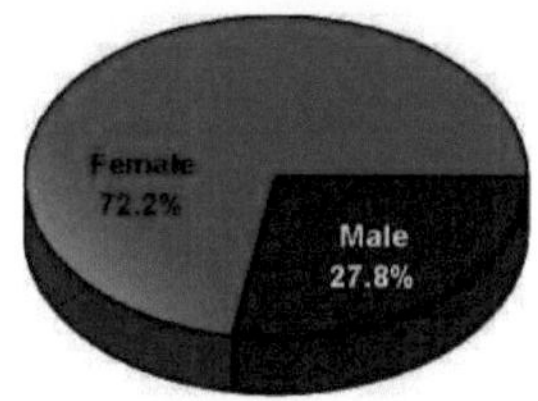

Trabalhadores do turno diurno

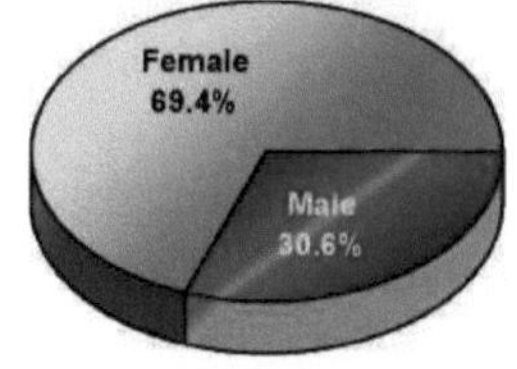

Trabalhadores do turno da noite

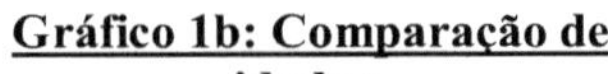

Gráfico 1b: Comparação de idades:

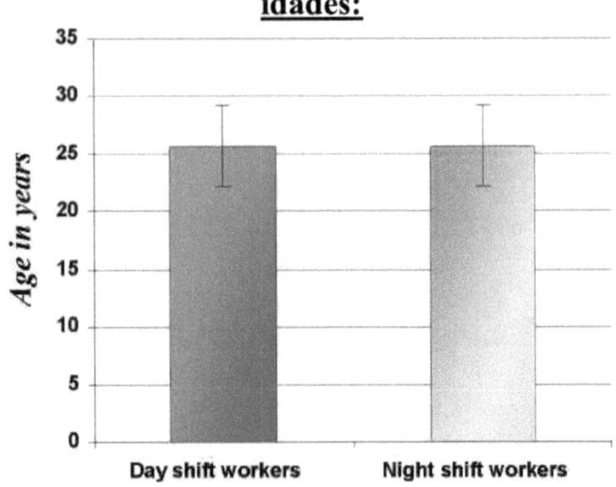

Gráfico 1c: Comparação do índice de massa corporal:

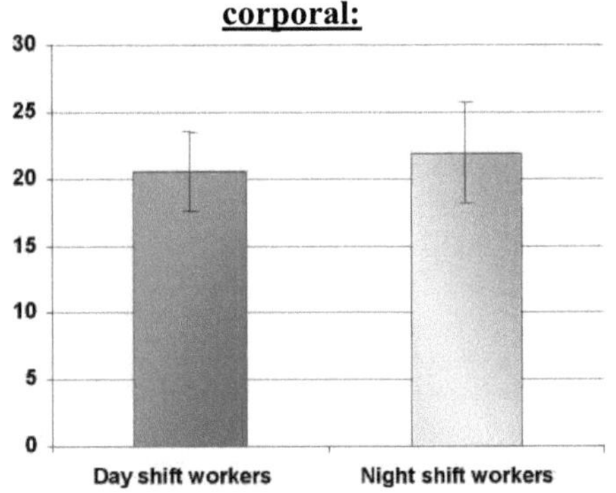

Gráfico 1d: Comparação da escala de sonolência de Epworth:

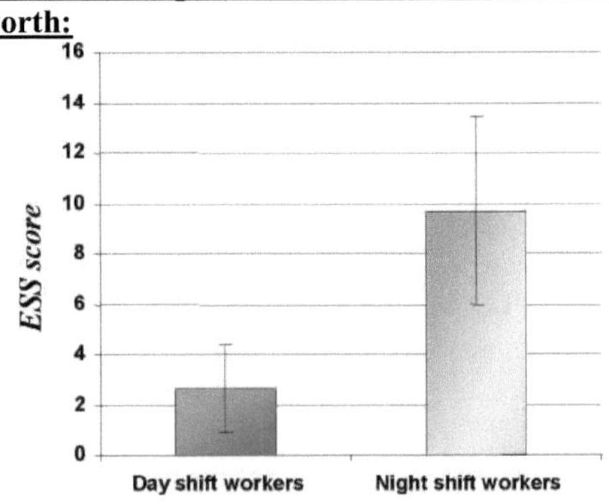

Gráfico 1e: Comparação da duração do emprego

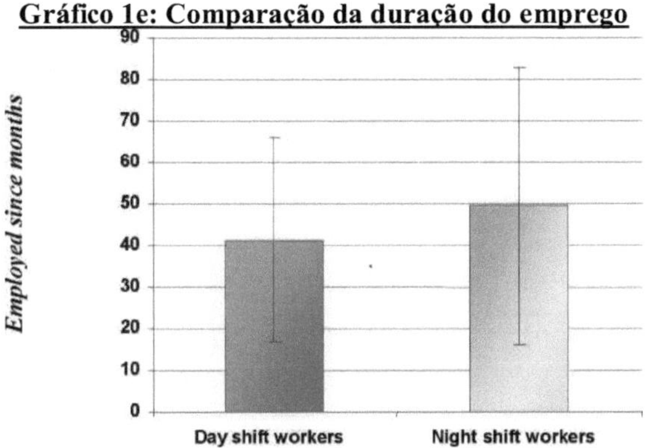

Parâmetros do domínio do tempo

Quadro 7: Comparação entre a base de referência dos trabalhadores dos turnos diurno e noturno:

Parâmetros da VFC	*Turno diurno*	*Linha de base nocturna*	*Significado*
RR médio	0.85±0.13	0.82±0.10	t=1,858;p=0,072
FC média	72.14±11.96	74.58±8.46	t=1,267;p=0,213
SDNN	50.91±13.61	49.62±21.12	t=0,306;p=0,760
RMSSD	41.20±13.54	43.3±19.38	t=0,533;p=0,595

Tabela 8: Comparação entre a VFC basal dos trabalhadores do turno da noite e a dos mesmos trabalhadores após uma semana de serviço:

Parâmetros da VFC	*Linha de base nocturna*	*Após 1 semana*	*Significado*
RR médio	0.82±0.10	0.76±0.10	t=2,428;p=0,018*
FC média	74.58±8.46	80.33±10.64	t=2,537;p=0,013*
SDNN	49.62±21.12	43.22±13.97	t=2,29;p=0,028*
RMSSD	43.3±19.38	39.11±16.14	t=1,605;p=0,118

Quadro 9: Comparação entre os trabalhadores do turno diurno e noturno após uma semana de serviço:

Parâmetros da VFC	*Turno diurno*	*Noite Após 1 semana*	*Significado*
RR médio	0.85±0.13	0.76±0.10	t=3,395;p=0,001**
FC média	72.14±11.96	80.33±10.64s	t=3,070;p=0,003**
SDNN	50.91±13.61	43.22±13.97	t=2,366;p=0,021*
RMSSD	41.20±13.54	39.11±16.14	t=0,594;p=0,554

Gráfico 2: Comparação do Intervalo RR médio:

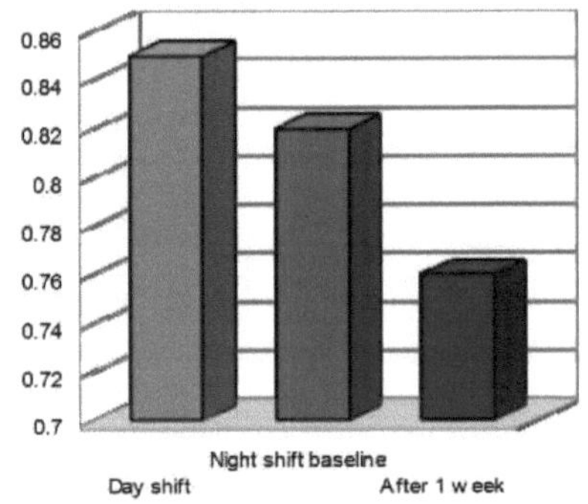

Gráfico 3: Comparação da FC média:

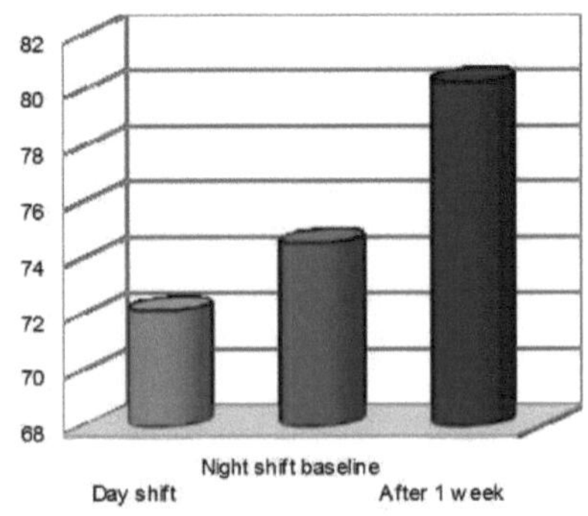

Gráfico 4: Comparação de SDNN:

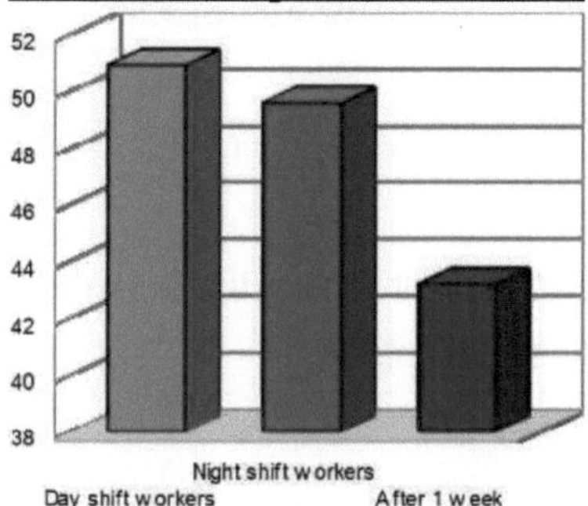

Gráfico 5: Comparação de RMSSD:

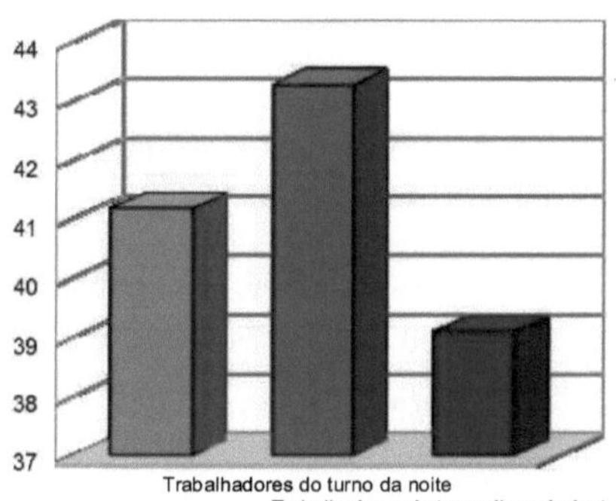

Parâmetros do domínio da frequência

Quadro 10: Comparação entre a base de referência dos trabalhadores do turno diurno e noturno:

FFT ESPECTRO	*Trabalhadores do turno diurno*	*Trabalhadores do turno da noite*	*Significado*
LF POWER (%)	17.78±11.92	14.02±11.41	z=1,836;p=0,066
POTÊNCIA HF (%)	10.02±7.02	8.63±7.89	z=1,481;p=0,139
POTÊNCIA LF/HF (%)	2.04±0.99	2.26±1.08	z=1,104;p=0,270
LF POWER(n.u)	64.10±10.18	64.93±14.54	t=0,282;p=0,779
POTÊNCIA HF (n.u)	35.89±10.11	35.08±14.50	t=0,276;p=0,783

POTÊNCIA LF (ms)2	242.08±167.45	309.67±337.38	t=1,077;p=0,285
POTÊNCIA HF (ms)2	144.11±68.54	155.47±122.1	t=0,487;p=0,628

z: Teste U de Mann Whitney; t= Teste t de Student

Quadro 11: Comparação entre a linha de base do turno da noite e os mesmos trabalhadores após uma semana de serviço:

FFT ESPECTRO	*Linha de base nocturna*	*Após 1 semana*	*Significado*
LF POWER (%)	14.02±11.41	11.31±8.61	z=1,605;p=0,108
POTÊNCIA HF (%)	8.63±7.89	7.58±10.26	z=1,061;p=0,289
POTÊNCIA LF/HF (%)	2.26±1.08	2.39±1.42	z=0,295;p=0,768
LF POWER(n.u)	64.93±14.54	65.73±13.56	t=0,347;p=0,730
POTÊNCIA HF (n.u)	35.08±14.50	34.18±13.48	t=0,392;p=0,698
POTÊNCIA LF (ms)2	309.67±337.38	274.19±250.05	t=0,506;p=0,616
POTÊNCIA HF (ms)2	155.47±122.1	138.94±85.39	t=0,769;p=0,447

z: Wilcoxon signed rank test; t= Stuc teste t ent

Tabela 12: Comparação entre a HRV do turno diurno e a dos trabalhadores do turno noturno após uma semana de serviço:

FFT ESPECTRO	*Trabalhadores do turno diurno*	*Turno noturno Após 1 semana*	*Significado*
LF POWER (%)	17.78±11.92	11.31±8.61	z=2,776;p=0,005**
POTÊNCIA HF (%)	10.02±7.02	7.58±10.26	z=2,794;p=0,005**
POTÊNCIA LF/HF (%)	2.04±0.99	2.39±1.42	z=1,121;p=0,262
LF POWER(n.u)	64.10±10.18	65.73±13.56	t=0,578;p=0,565

POTÊNCIA HF (n.u)	35.89±10.11	34.18±13.48	t=0,610;p=0,544
POTÊNCIA LF (ms)^2	242.08±167.45	274.19±250.05	t=0,640;p=0,524
POTÊNCIA HF (ms)^2	144.11±68.54	138.94±85.39	t=0,487;p=0,628

Gráfico 6: Comparação da potência LF (%):

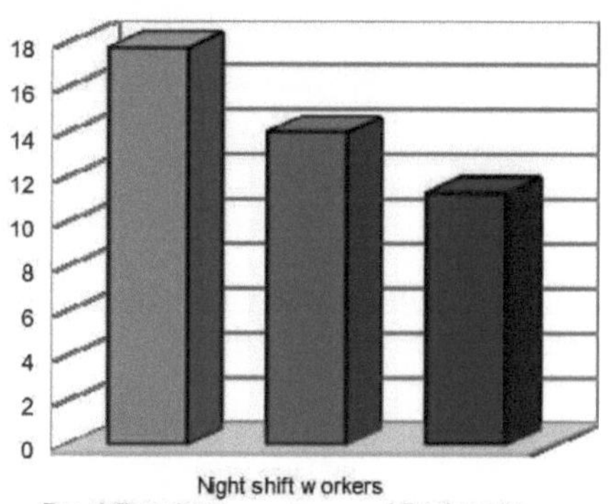

Gráfico 7: Comparação da potência HF (%):

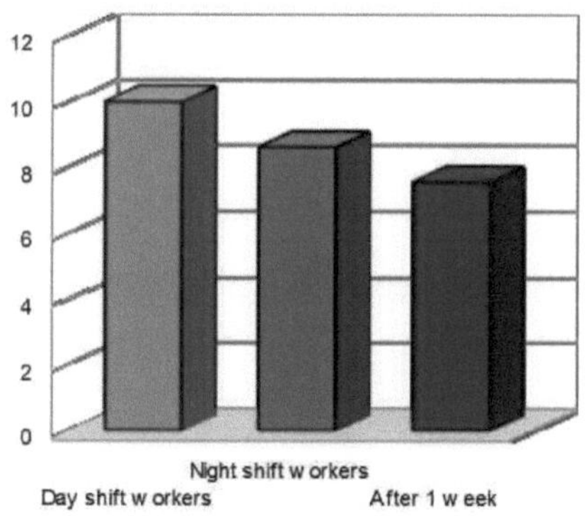

Gráfico 8: Comparação da potência LF/HF (%):

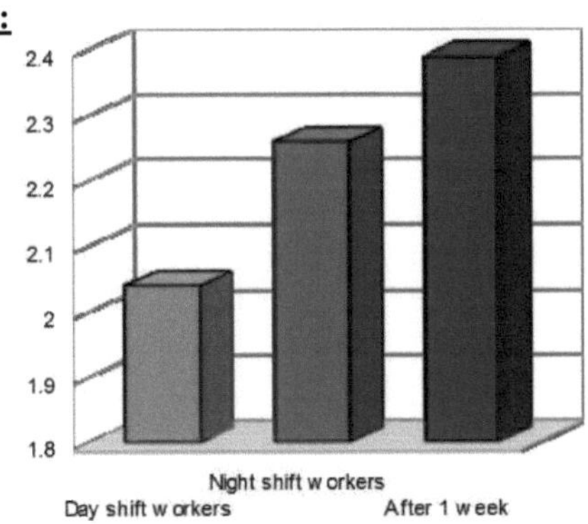

Gráfico 9: Comparação da potência LF (n.u):

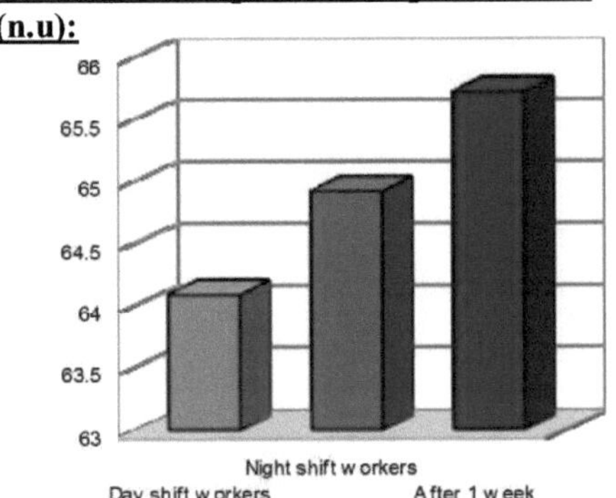

Gráfico 10: Comparação da potência HF (n.u):

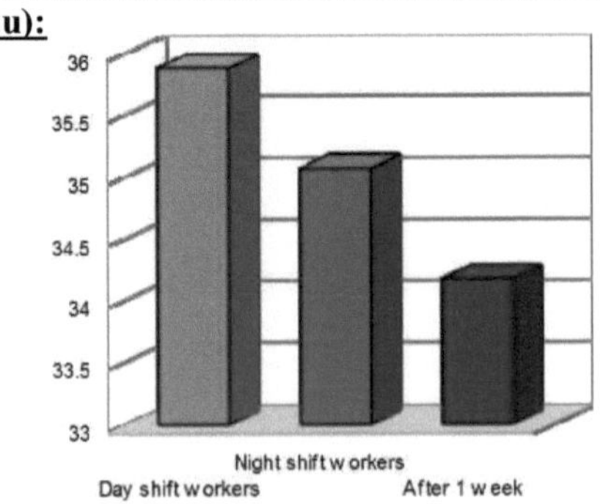

Gráfico 11: Comparação da potência LF (ms^2):

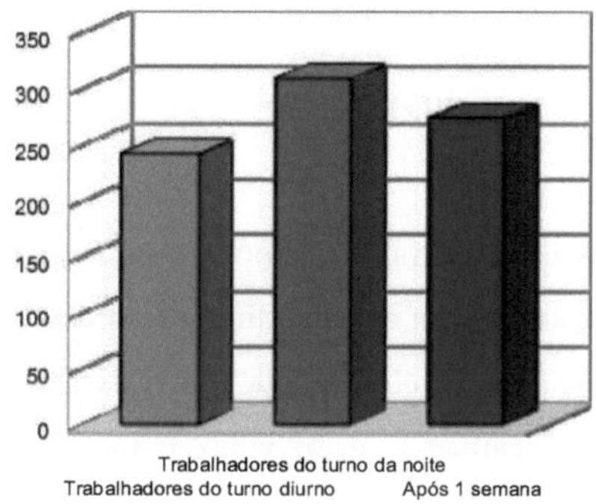

Gráfico 12: Comparação da potência HF (ms^2):

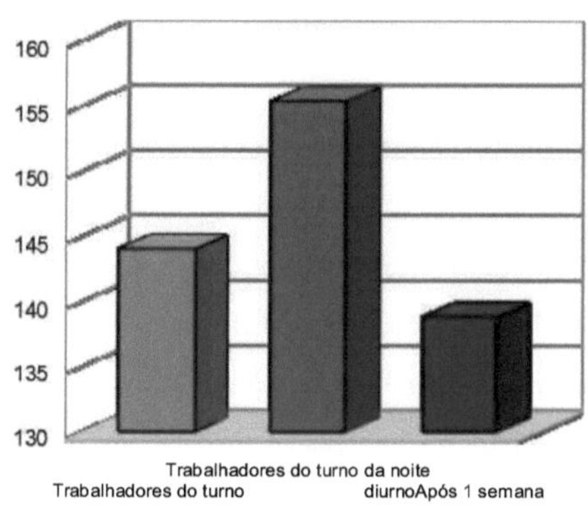

Capítulo 3

DISCUSSÃO

O número de trabalhadores que trabalham por turnos está a aumentar. Foi demonstrado que os trabalhadores por turnos sofrem de uma diminuição da concentração, da capacidade de atenção, do tempo de reação, de problemas gastrointestinais e de um risco acrescido de ataques cardíacos[67] . Especificamente, o trabalho noturno é problemático porque os trabalhadores por turnos estão a trabalhar quando o corpo está a ter o seu desempenho mais baixo ao longo do ciclo circadiano[68-70] . Além disso, os problemas surgem porque os trabalhadores por turnos tentam dormir durante o dia, quando é suposto o corpo estar ativo[71-73] . Consequentemente, o sono diurno que se segue a uma noite de privação de sono é normalmente de menor duração e de pior qualidade, mesmo em condições óptimas, quando comparado com o sono noturno normal[74,75] . Devido à frequente perturbação do sono, a perda cumulativa de sono é um problema importante entre os trabalhadores por turnos que efectuam turnos noturnos contínuos[76] . O presente estudo demonstrou que os trabalhadores por turnos noturnos apresentam um aumento significativo da sonolência, medido através de uma pontuação subjectiva - a escala de sonolência de Epworth.

As provas acumuladas nas últimas duas décadas sugerem que o trabalho por turnos é um fator de risco significativo para as doenças cardiovasculares. Assim, uma revisão recente efectuada por Knutsson[77] concluiu que "existem fortes provas a favor de uma associação entre o trabalho por turnos e a doença coronária". Kawachi I et al. mostraram que seis ou mais anos de trabalho por turnos podem aumentar o risco de doença coronária nas mulheres. Examinaram a incidência de CHD durante um período de quatro anos entre enfermeiras em relação ao total de anos de trabalho por turnos noturnos rotativos[26,78] . No entanto, a compreensão dos mecanismos dos efeitos cardiovasculares do trabalho por turnos é ainda limitada. Os mecanismos causais não estão bem definidos, mas os factores que contribuem para isso incluem o excesso de atividade simpática, a perturbação do ritmo circadiano, padrões sócio-temporais perturbados e falta de apoio social, stress, tabagismo, dieta pobre e falta de exercício.

A perturbação do controlo autonómico cardíaco é também um fator que explica o aumento do risco de doença coronária. Em populações normais, a atividade autonómica apresenta um padrão circadiano, sendo a atividade simpática predominante durante o dia e a parassimpática durante a noite[79] . Estudos baseados nos níveis de catecolaminas plasmáticas e urinárias indicam que a atividade nervosa simpática é mais elevada durante o dia e reduzida à noite ou durante o sono[80] . De facto, as alterações nas variáveis biológicas relacionadas com o stress, como o cortisol e a temperatura corporal, seguem um padrão circadiano caracterizado por valores mais elevados durante o dia, quando os indivíduos estão activos, e valores mais baixos durante o sono[81,82] . Por conseguinte, o desfasamento entre os ritmos circadianos e o ciclo trabalho-sono pode explicar a redução da eficiência no trabalho .[83,84]

A VFC tem sido utilizada frequentemente no passado recente como um fator de previsão da morbilidade e mortalidade por doença coronária[85,86] . A diminuição da VFC também tem sido associada a um maior stress no trabalho e ao trabalho por turnos[87] . Num estudo realizado em trabalhadores diurnos habituais saudáveis, com base na análise espetral da variabilidade da frequência cardíaca ao longo de 24 horas, observou-se que o índice de modulação simpática cardíaca, LF (n.u), estava reduzido durante as horas de sono, aumentava com o despertar no início da manhã e era elevado durante o restante período do dia, particularmente durante o período de trabalho[88] . A frequência cardíaca e a sua variabilidade estão sob influência simpato-vagal. Pensa-se que a redução da VFC e o aumento da frequência cardíaca resultam de um desequilíbrio autonómico[7] . A insónia está associada ao aumento da FC, ao aumento da potência espetral LF, um indicador do aumento da atividade do sistema simpático, e à diminuição da potência HF. Estes dados implicam que as pessoas com insónias crónicas podem estar em maior risco de desenvolver doença arterial coronária[59] . De acordo com estudos anteriores, considera-se que os componentes HF (>0,15 Hz) se correlacionam com a atividade vagal cardíaca[89,90] . Portanto, no presente estudo, definimos HF como 0,15 a 0,40 Hz e LF como 0,04 a 0,15 Hz. No entanto, a especificidade dos componentes LF relacionados com um único mecanismo de controlo é duvidosa, porque os componentes LF entre 0,03 e 0,15 Hz são suprimidos pelo bloqueio farmacológico parassimpático ou simpático[91,92] . As flutuações da FC nesta região estão associadas a uma grande variedade de estímulos, como a termorregulação, o ciclo respiratório e a instabilidade hemodinâmica[93,94] . Assim, os componentes LF nos espectros de FC não são invariavelmente marcadores simpáticos específicos, como sugerido anteriormente. Portanto, no presente estudo, utilizámos o rácio LF/HF como um índice do equilíbrio simpatovagal .[95]

Principais conclusões do estudo

O presente estudo foi realizado para fornecer uma visão das alterações autonómicas cardiovasculares que ocorrem nos funcionários dos centros de atendimento telefónico, devido ao horário por turnos. Isto pode ajudar a tomar algumas medidas de precaução para evitar o aumento do risco de doença cardíaca nestes jovens trabalhadores por turnos no futuro. O presente estudo mostra que há uma perturbação do padrão circadiano do controlo autonómico cardíaco ao trabalhar à noite, quando o sistema fisiológico antecipa o repouso, o que pode explicar parte do risco cardiovascular elevado nos trabalhadores por turnos. O trabalho noturno foi associado a valores mais baixos dos parâmetros moduladores vagais - potência HF (%), potência HF (ms^2), potência HF (n.u), SDNN, e a valores mais elevados dos parâmetros simpato-vagais, ou seja, potência LF (%), potência LF (ms^2) potência LF (n.u) e potência LF/HF (%), sugerindo uma modulação parassimpática cardíaca reduzida entre os trabalhadores do turno da noite em comparação com os trabalhadores do turno da manhã. No presente estudo, as variáveis de VFC que indicaram influências simpáticas foram maiores e as que indicaram influências vagais foram menores.

A variabilidade cardiovascular diminuída, comum aos estados de doença cardiovascular, é preditiva de respostas cardiovasculares prejudicadas em doentes com doença arterial coronária e insuficiência cardíaca[96] . Recentemente, verificou-se também que o aumento da VFC normalizada em HF está associado a um aumento da mortalidade após enfarte do miocárdio. A restrição do sono ao longo de seis noites resultou num aumento da modulação simpática, avaliada pela análise da VFC[97] . A VFC LF aumentada e a VFC HF diminuída têm sido utilizadas como uma ferramenta para avaliar o estado de saúde de um doente com enfarte do miocárdio tratado, em comparação com um indivíduo saudável .[98]

Estudos anteriores encontraram resultados semelhantes aos do presente estudo. Xu Zhong et al estudaram a modulação autonómica cardiovascular durante 36 horas de privação total de sono em 18 indivíduos normais. A potência LF, LF/HF aumentou e a HF diminuiu às 12 horas de privação de sono. Concluíram que a privação aguda de sono estava associada a um aumento da modulação cardiovascular simpática e a uma diminuição da modulação cardiovascular parassimpática[99] . No estudo realizado por Osamu Tochikubo et al, a VFC registada num dia de trabalho normal (8 horas de sono) e num dia de sono insuficiente (3,6 horas) em 18 trabalhadores mostrou que o rácio LF/HF e a FC eram mais elevados no dia de sono insuficiente. Os autores revelaram que o sono insuficiente devido ao trabalho extraordinário parece ser prejudicial para o sistema cardiovascular. Sugeriram que a fadiga e o stress mental devido à falta de sono podem influenciar o equilíbrio simpatovagal[100]. Ludovic et al. mostraram valores elevados de potência LF (%) durante o sono nos dias de turno noturno em comparação com os dias de turno da manhã. A elevação foi maior nos trabalhadores envolvidos num horário de turnos rotativos médios para trás. O tipo de horário por turnos foi considerado um modificador significativo deste efeito. Os autores sugerem que um aumento da dominância simpática durante um sono de turno noturno indica uma qualidade de sono inferior. Concluíram que o trabalho noturno provoca uma alteração do equilíbrio autonómico para uma dominância simpática. A predominância simpática pode levar a um aumento da carga cardiovascular, um componente do risco elevado de doença cardiovascular dos trabalhadores por turnos.[62]

No entanto, alguns estudos mostram resultados diferentes dos nossos. Furlan et al mostraram uma menor modulação simpática quando os sujeitos trabalhavam à noite em comparação com os dias em que trabalhavam de manhã ou à tarde. Os valores mais baixos de LF (n.u) e LF/HF estavam presentes quando o trabalho era efectuado à noite. De facto, em todos os turnos, a LF (n.u) e o rácio LF/HF eram mais elevados durante os períodos de trabalho e mais baixos na hora de dormir, acompanhando assim as flutuações da frequência cardíaca nas 24 horas. Inversamente, o HF (n.u) era mais elevado durante as horas de sono. Concluíram que as alterações semanais contínuas do tempo de máximo e mínimo no controlo autonómico cardíaco simpático e vagal podem desempenhar um papel na taxa excessiva de doenças cardiovasculares em trabalhadores por turnos. Os valores reduzidos dos índices de modulação simpática cardíaca durante o trabalho noturno podem estar relacionados com a presença de sonolência ou diminuição do estado de alerta, o que, por sua vez, pode facilitar erros e acidentes[101]. Num estudo realizado por Kastanioti et al, as variáveis de VFC LF (ms^2), HF (ms^2), LF/HF, RR médio (ms) não apresentaram diferenças significativas entre os trabalhadores diurnos e noturnos[102]. Num estudo realizado por Freitas et al. com doze trabalhadores por turnos, verificou-se que todos os parâmetros da VFC durante os períodos de trabalho não eram estatisticamente diferentes. Em ambos os turnos, diurno e noturno, os componentes VLF e HF da VFC aumentaram durante o período de sono, enquanto o rácio LF/HF diminuiu. O LF (ms^2) e o SDNN não mostraram nenhuma variação em nenhum dos turnos nos diferentes períodos. Sugeriram que o padrão circadiano da VFC parece estar predominantemente relacionado com o sono (supino) e a vigília (em pé) e permanece independente do ciclo noite-dia[79] . Thomas et al também demonstraram que a diminuição da variabilidade da frequência cardíaca após a privação de sono não foi estatisticamente significativa .[103]

Os mecanismos prováveis subjacentes ao aumento do risco de doença coronária entre os trabalhadores noturnos podem ser os seguintes

1. Perturbação do ritmo fisiológico e/ou colisão entre o ritmo circadiano e o desempenho do miocárdio,
2. Mudanças de comportamento,
3. Perturbação da ritmicidade sócio-temporal, que pode levar a reacções de angústia .[104]
4. Ativação simpática, aumento da PA, da FC, da temperatura e consequentes perturbações do equilíbrio simpato-vagal,
5. Elevação do cortisol,
6. Padrões sociotemporais perturbados, apoio social e stress no trabalho,
7. Marcadores biológicos: Lípidos, IMC, síndrome metabólica ,[105]
8. Disfunção endotelial ,[106]
9. Tolerância reduzida à glucose ,[107]
10. Aumento da tensão arterial ,[108]
11. Ativação do sistema nervoso simpático ,[61]
12. Níveis reduzidos de leptina[109] e
13. Aumento dos marcadores inflamatórios .[110]

Nos adultos cujo sono foi limitado a 6 horas por noite, o perfil de secreção de 24 horas de IL-6 aumentou em ambos os sexos e o TNF-alfa aumentou nos homens[111] . Tanto a IL-6 como o TNF-alfa são marcadores de inflamação sistémica que podem levar à resistência à insulina, a doenças cardiovasculares e à osteoporose .[112]

Os mecanismos subjacentes à ligação entre a privação crónica de sono e o aumento do risco cardiovascular são desconhecidos; no entanto, um mecanismo potencial pode ser a ativação do processo inflamatório pela perda de sono. A proteína C-reactiva (PCR) é um marcador inflamatório que é um preditor positivo do aumento do risco de doenças cardiovasculares[113] . Um estudo concluiu que a PCR de alta sensibilidade estava aumentada em adultos saudáveis após a privação total de sono e a restrição crónica de sono[110] . Ainda não se sabe como é que a restrição crónica do sono ativa os mecanismos envolvidos na morbilidade e mortalidade cardiovasculares, mas a PCR elevada pode ser uma ligação.

A perturbação do padrão de controlo autonómico cardiovascular circadiano é um fator na causa da distribuição diurna da isquemia e do enfarte do miocárdio. Possivelmente, a perturbação do ritmo circadiano da atividade do SNA é um fator relevante no risco cardiovascular elevado dos trabalhadores por turnos .[114]

O presente estudo tem algumas limitações, como as seguintes:

1) O estudo foi efectuado com uma amostra de 36 pessoas. Um grupo de estudo mais alargado fornecerá a potência necessária para aplicar os resultados à população em geral.
2) A VFC foi registada durante 5 minutos, embora o registo da VFC durante 24 horas seja ideal para tirar qualquer conclusão.
3) Uma vez que a VFC de 24 horas não foi registada, as flutuações circadianas normais não foram tidas em conta no estudo.
4) Idealmente, uma vez que a profundidade e a frequência respiratória influenciam a potência de LF e HF, a respiração também deve ser monitorizada. A falta de dados respiratórios no presente estudo limita a interpretação da potência de LF e HF.
5) Por razões de segurança, não foi possível avaliar diretamente o estado de consciência através de registos EEG contínuos. Assim, não podemos concluir nada relativamente ao estado de sonolência do indivíduo.

Quer a redução da VFC desempenhe um papel causal ou seja apenas um marcador de risco, as medidas da VFC podem identificar indivíduos com risco acrescido de mortalidade. Até que estes resultados sejam confirmados por outros estudos de base populacional, não defendemos o uso rotineiro da avaliação da variabilidade da frequência cardíaca para estratificação de risco. Concluímos que a estimativa da VFC através da monitorização ambulatória do ECG oferece informação prognóstica para além da fornecida pela avaliação dos factores de risco tradicionais.

CONCLUSÃO

- Os turnos noturnos contínuos provocaram uma privação de sono cumulativa e um aumento da sonolência.
- O trabalho noturno tem um efeito adverso no ritmo circadiano da variabilidade da frequência cardíaca.
- O trabalho noturno aumentou a frequência cardíaca e alterou o equilíbrio simpato-

vagal no sentido da dominância simpática (LF/HF Power%)

- O trabalho noturno diminui os parâmetros vagais da variabilidade da frequência cardíaca.
- A razão para não haver diferença significativa nos valores entre os grupos pode dever-se ao facto de os indivíduos deste estudo serem jovens e terem um IMC normal.
- De facto, uma diminuição dos parâmetros vagais da VFC é um indicador de alterações desfavoráveis no sistema cardiovascular e deve ser considerada como um fator potencialmente importante na relação entre o trabalho por turnos e o aumento do risco cardiovascular.

RESUMO

O controlo nervoso autónomo do sistema cardiovascular tem um ritmo circadiano distinto, e este pode ser um mecanismo importante subjacente à distribuição diurna de eventos cardíacos como a isquemia miocárdica, o enfarte do miocárdio e a morte cardíaca. Uma técnica não invasiva utilizada para investigar o controlo autonómico cardiovascular é a análise da variabilidade da frequência cardíaca. A variabilidade da frequência cardíaca e os seus componentes espectrais reflectem a dinâmica da atividade simpática e parassimpática cardíaca. A análise da variabilidade da frequência cardíaca (VFC) no domínio da frequência é um novo método de estudo da regulação neural cardiovascular. A diminuição da VFC está frequentemente associada à doença arterial coronária (DAC), e o grau desta diminuição é relatado como um preditor de mortalidade nestes pacientes.

Os efeitos da privação de sono no controlo cardiovascular neural podem ter implicações clínicas importantes. Durante a última década, as provas da existência de um risco cardiovascular elevado nas pessoas que trabalham por turnos tornaram-se mais convincentes. No entanto, os mecanismos subjacentes a este risco elevado permanecem pouco claros. Foi sugerido que o sono fragmentado ou a privação de sono podem aumentar a incidência de eventos cardiovasculares. Vários estudos propuseram a hipótese de que a ativação do sistema nervoso simpático pela privação de sono pode estar implicada no desencadeamento de eventos cardiovasculares durante a manhã.

O presente estudo foi realizado para fornecer uma visão das alterações autonómicas cardiovasculares que ocorrem nos funcionários dos centros de atendimento telefónico, devido ao horário por turnos. Isto pode ajudar a tomar medidas de precaução para evitar o aumento do risco de doença cardíaca nestes jovens trabalhadores por turnos no futuro. O presente estudo mostra que a perturbação do padrão circadiano do controlo autonómico cardíaco pelo trabalho noturno, quando o sistema fisiológico antecipa o repouso, pode explicar parte do risco cardiovascular elevado nos trabalhadores por turnos. O trabalho noturno foi associado a valores mais baixos dos parâmetros de modulação vagal - potência HF (%), potência HF (ms^2), potência HF (n.u), SDNN e valores mais elevados dos parâmetros simpatovagais, ou seja, potência LF (%), potência LF (ms^2), potência LF (n.u) e potência LF/HF (%), sugerindo uma modulação parassimpática cardíaca reduzida entre os trabalhadores do turno noturno, em comparação com os trabalhadores dos turnos da manhã e da noite.

Assim, o trabalho por turnos noturnos está associado a um risco acrescido de doença coronária, conforme demonstrado por um aumento dos parâmetros simpato-vagais e uma diminuição dos parâmetros vagais da VFC. Além disso, o aumento do stress entre os funcionários dos centros de atendimento telefónico pode aumentar o risco de causar DCC nestes trabalhadores por turnos.

BIBLIOGRAFIA

1. http://www.whoindia.org/LinkFiles/Non-doenças_comunicáveis_e_saúde_mental_NCD_risco_CVD_vigilância_for_settings_industriais.pdf
2. Olsen O, Kristensen TS. Impact of work environment on cardiovascular diseases in Denmark (Impacto do ambiente de trabalho nas doenças cardiovasculares na Dinamarca). J Epidemiol Community Health 1991;45:4-10.
3. Nayantara Santhi, Sullman M, Kirk P. Scheduling of sleep/darkness affects the circadian phase of night shift workers. Neurosci Lett. 2005;384:316-320.
4. Helen J Burgess, Katherine M Sharkey, Charmane I Eastman. Bright light, dark and melatonin can promote circadian adaptation in night shift workers. Sleep Med Rev 2002;6(5):407- 420.
5. Keith Palmer. O Trabalho em Resumo. Occup Environ Med 2008;65:1-2.
6. Heart rate variability Standards of measurement, physiological interpretation, and clinical use Task Force of The European Society of Cardiology and The North American Society of Pacing and Electrophysiology. Eur Heart Jour 1996;17:354-381.
7. Ahmad Sajadieh, Olav Wendelboe Nielsen, Verner Rasmussen, Hans Ole Hein,

Sadollah Abedini, Jorgen Fischer Hansen. O aumento da frequência cardíaca e a redução da variabilidade da frequência cardíaca estão associados à inflamação subclínica em indivíduos de meia-idade e idosos sem doença cardíaca aparente. Eur Heart Jour 2004;25:363-370.

8. Gupta R, Misra A, Pais P, Rastogi P, Gupta PV. Correlação da mortalidade regional por doenças cardiovasculares na Índia com o estilo de vida e factores nutricionais. Int J Cardiol 2006;108(3):291-300.
9. Grupo científico da OMS sobre factores de risco de doenças cardiovasculares. Cardiovascular disease risk factors: new areas for research (Factores de risco das doenças cardiovasculares: novas áreas de investigação). Genebra, Organização Mundial de Saúde, 1994.
10. Kristensen TS. Cardiovascular diseases and the work environment: a critical review of the epidemiologic literature on nonchemical factors (Doenças cardiovasculares e ambiente de trabalho: uma revisão crítica da literatura epidemiológica sobre factores não químicos). Scand J Work Environ Health 1989;15:165-79.
11. Boggild H, Knutsson A. Shift work, risk factors and cardiovascular disease (Trabalho por turnos, factores de risco e doenças cardiovasculares). Scand J Work Environ Health 1999;25:85-99.
12. Buell P, Breslow L. Mortality from coronary heart disease in California men who work long hours (Mortalidade por doença coronária em homens da Califórnia que trabalham muitas horas). J Chron Dis 1960;11:615-626.
13. Organização Internacional do Trabalho. Resumo das condições de trabalho. Genebra: OIT, 1986.
14. Harrington JM. Shift work and health - A critical review of the literature. Londres: Her Majesty's Stationary Office, 1978.
15. Colligan MJ, Rosa RR. Efeitos do trabalho por turnos na vida social e familiar. In: Scott AJ, Ladou J (eds). Occupational Medicine: State of the Art Reviews. Philadelphia: Hanley & Belfus, Inc., 1990; p. 315- 22.
16. Akerstedt T. Sleepiness as a consequence of shift work (Sonolência como consequência do trabalho por turnos). Sleep 1988;11:17-34.
17. Akerstedt T. Psychological and psychophysiological effects of shift work (Efeitos psicológicos e psicofisiológicos do trabalho por turnos). Scand J Work Environ Health

1990;16:67-73.

1 8.Smith L, Folkard S, Poole C. Increased injuries on night shift. Lancet 1994;344:1137-9.

19. Henrik Boggild. Shift work and heart disease Epidemiological and risk fator aspects [dissertação]. Aalborg: 2000.

20. Bisanti L, Olsen J, Basso O, Thonneau P, Karmaus W. Shift work and subfecundity: a European multicenter study. Jour of Occup Environ Med 1996; 38:352-8.

21. Nurminen T. Shift work and reproductive health (Trabalho por turnos e saúde reprodutiva). Scand J Work Environ Health 1998; 24(3):28-34.

22. Cole RJ, Loving RT, Kripke DF. Aspectos psiquiátricos do trabalho por turnos. In: Scott AJ, Ladou J (eds). Occupational Medicine: State of the art reviews. Philadelphia: Hanley & Belfus, Inc., 1990; p. 301- 14.

23. Kripke DF, Drennan MD, Elliott JA. O pacemaker circadiano complexo nas perturbações afectivas. In: Touitou Y, Haus E (eds). Biologic rhythms in clinical and laboratory medicine (Ritmos biológicos em medicina clínica e laboratorial). Berlin: Springer- Verlag, 1992; p. 265-76.

24. Tuchsen F, Jeppesen HJ, Bach E. Employment status, non-daytime work and gastric ulcer in men. Int J Epidemiol 1994;23:365-70.

25. Vener KJ, Szabo S, Moore JG. O efeito do trabalho por turnos na função gastrointestinal (GI): uma revisão. Chronobiologica 1989;16:421-39.

2 6.Ichiro Kawachi, Graham A Colditz, Meir J Stampfer, Walter C Willett, JoAnn E Manson, Frank E Speizer, et al. Prospective Study of Shift Work and Risk of Coronary Heart Disease in Women. Circulation 1995;92:3178-3182.

27. Aanonsen A. Medical problems of shift-work (Problemas médicos do trabalho por turnos). Ind Med Surg 1959;28:422-427.

28. Thiis-Evensen E. Shift work and health (Trabalho por turnos e saúde). Ind Med Surg. 1958;27:493-497.

29. KollerM . Riscos para a saúde relacionados com o trabalho por turnos. Int Arch Environ

Saúde 1983;53:59-75.

30. Angersbach D, Knauth P, Loskant H, Karvonen MJ, Undeutsch K, Rutenfranz J. A retrospective cohort study comparing complaints and diseases in day and shift workers.

Int Arch Occup Environ Health 1980;45:127-140.

31. Alfredsson L, Karasek R, Theorell T. Myocardial infarction risk and psychosocial work environment: an analysis of the male Swedish working force. Soc Sci Med 1982;16:463-467.
32. Taylor PJ, Pocock SJ. Mortalidade dos trabalhadores por turnos e diurnos, 1956-68. Br J Ind Med 1972;29:201-207.
33. Knutsson A, Akerstedt T, Jonsson BG, Orth-Gomer K. Increased risk of ischaemic heart disease in shift workers. Lancet 1986;2:89-92.
34. Harrington JM. Health effects of shift work and extended hours of work Occup Environ Med 2001;58:68-72.
35. La Dou J. Health effects of shift work in Occupational disease-New views for medicine. West J Med.1982;137:525-530.
36. Barton J, Folkard S, Smith L, Poole C J. Effects on health of a change from a delaying to an advancing shift system. Occup. Environ. Med. Nov. 1994;51:749-755.
37. Tuchsen F, Hannerz H, Burr HA. 12 year prospective study of circulatory disease among Danish shift workers. Occup Environ Med 2006;63:451-455.
38. Virkkunen H, Harma M, Kauppinen T, Tenkanen L. The triad of shift work, occupational noise, and physical work load and risk of coronary heart disease Occup Environ Med 2006;63:378-386.
39. Andersen L, Burr H, Kristensen TS, Gamborg M, Osler M, Prescott E, et al. Do factors in the psychosocial work environment mediate the effect of socioeconomic position on the risk of myocardial infarction? Estudo do Centro de Copenhaga para Estudos Prospectivos da População. Occup Environ Med 2004;61:886-892.
40. Tcnkanen L, Sjoblom T, Kalimo R, Alikoski T, Harma M. Trabalho por turnos, ocupação e doença coronária ao longo de 6 anos de acompanhamento no Helsinki Heart Study. Scand J Work Environ Health 1997;23:257-265.
41. Nicholson PJ, D'Auriat DAP. Shift work, health, the working time regulations and health assessments. Occup Med 1999;49(3):127-137.
42. Barton J. Choosing to work at night: Uma influência moderadora na tolerância individual ao trabalho por turnos. J Appl Psychol 1994;79:449-454.
43. Horacio O de la Iglesia, Trinitat Cambras, William J Schwartz, Antoni D ez- Noguera. Forced Desynchronization of Dual Circadian Oscillators within the Rat

Suprachiasmatic Nucleus. Curr. Biol. 2004; 14(9):796-800.

44. Martino TA, Tata N, Belsham DD, Chalmers J, Straume M, Lee P, et al. A perturbação do ritmo diurno altera a expressão genética e agrava as doenças cardiovasculares com resgate por ressincronização. Hypertension 2007;49:1104-1113.

45. Van Amelsvoort LGPM, Schouten EG, Maan AC, Swenne CA, Kok FJ. Alterações na frequência dos complexos prematuros e na variabilidade da frequência cardíaca relacionadas com o trabalho por turnos. Occup Environ Med 2001;58:678-681.

46. Arthur C Guyton, John E Hall. Textbook of medical Physiology. 11th ed. Philadelphia, Elsevier Inc. 2006.

47. Piccirillo G, Ogawa M, Song J, Chong V, Joung B, Han S, et al. Análise espetral de potência da variabilidade da frequência cardíaca e da atividade do sistema nervoso autónomo medida diretamente em cães saudáveis e cães com insuficiência cardíaca induzida por taquicardia. Heart Rhythm 2009;6(4):546-552.

48. Nanna Hurwitz Eller. Potência total e componentes de alta frequência da variabilidade da frequência cardíaca e factores de risco para aterosclerose. Auton Neurosci. 2007; 131(1)- 2:123-130.

49. Malik M, Farrell T, Camm AJ. Circadian rhythm of heart rate variability after acute myocardial infarction and its influence on the prognostic value of heart rate variability. Am J Cardiol 1990;66:1049-1054.

50. Yi Gang, Marek Malik. Análise da variabilidade da frequência cardíaca em medicina geral. Indian Pacing Electrophysiol J. 2003;3(1):34.

51. Emily B Schroeder, Duanping Liao, Lloyd E Chambless, Ronald J Prineas, Gregory W Evans, Gerardo Heiss. Hypertension, Blood Pressure, and Heart Rate Variability The Atherosclerosis Risk in Communities (ARIC) Study. Hypertension 2003;42:1106.

52. Huikuri HV, Poutiainen AM, Makikallio TH, Koistinen JM, Airaksinen KEJ, Mitrani R, et al. Dynamic Behavior and Autonomic Regulation of Ectopic Atrial Pacemakers. Circulation 1999;100:1416-1422.

53. Nanna Hurwitz Eller, Birgitta Malmberg, Peter Bruhn. Heart rate variability and intima media thickness (Variabilidade da frequência cardíaca e espessura da íntima média). Int J Behav Med. 2006; 13(3):201-213.

54. Vanoli E, Adamson PB, Lin B, Pinna GD, Lazzara R, Or WC. Heart rate variability during specific sleep stages: a comparison of healthy subjects with patients after

myocardial infarction. Circulation 1995;91:1918-22.

55. Kamath MV, Fallen EL. Power spectral analysis of heart rate variability: a noninvasive signature of cardiac autonomic function. Crit Revs Biomed Eng 1993;21:245-311.

56. Montano N, Gnecchi Ruscone T, Porta A, Lombardi F, Pagani M, Malliani A. Análise do espetro de potência da variabilidade da frequência cardíaca para avaliar as alterações no equilíbrio simpato-vagal durante a inclinação ortostática graduada. Circulation 1994;90:1826-31.

57. Akselrod S, Gordon D, Ubel FA, Shannon DC, Barger AC, Cohen RJ. Power spectrum analysis of heart rate fluctuation: a quantitative probe of beat to beat cardiovascular control. Science 1981;213:220-2.

58. Appel ML, Berger RD, Saul JP, Smith JM, Cohen RJ. Beat to beat variability in cardiovascular variables: Ruído ou música? J Am Coll Cardiol 1989;14:1139 - 1148.

59. Bonnet MH, Arand DL. Heart Rate Variability in Insomniacs and Matched Normal Sleepers. Psychosomatic Medicine 1998;60:610-615.

6 0.Sudhashree VP, Rohith K, Srinivas K. Issues and concerns of health among call center employees. Indian J Occup Environ Med 2005;9(3): 129-132.

61. Masahiko Kato, Bradley G Phillips, Gardar Sigurdsson, Krzysztof Narkiewicz, Catherine A Pesek, Virend K Somers. Effects of Sleep Deprivation on Neural Circulatory Control. Hypertension 2000;35:1173-1175.

62. Amelsvoort LGPM van, Schouten EG, Maan AC, Swenne CA, Kok FJ. 24Hour heart rate variability in shift workers: impact of shift schedule. J Occup Health 2001;43:32-38.

63. Murray W Johns. A new method for measuring daytime sleepiness: the Epworth Sleepiness Scale. Sleep 1991;14(6):540-545.

64. Bernard Rosner. Fundamentals of Biostatistics, 5th Edition, Duxbury, 2000; p. 80-240.

65. Venkataswamy Reddy M. Statistics for Mental Health Care Research, publicação do NIMHANS, Índia. 2002; p. 108-144.

6 6.Sunder Rao PSS, Richard J. An Introduction to Biostatistics, A manual for students in health sciences, New Delhi: Prentice hall of India. p. 86-160.

67. Beers TM. Flexible schedules and shift work: replacing the "9-to-5" workday? Monthly Labor Review. junho de 2000:33-40.

68. Folkard S. Diurnal variation in logical reasoning (Variação diurna do raciocínio

lógico). Br J Psychol 1975;66:1-8

69. Czeisler C, Weitzman E, Moore-Ede M, Zimmerman JC, Knauer RS. Human sleep: its duration and organisation depend on its circadian phase. Science 1980;210:1264-7.
70. Dijk DJ, Duffy JF, Czeisler CA. Circadian and sleep/wake dependent aspects of subjective alertness and cognitive performance. J Sleep Res 1992;1:112-17.
71. Mills JN, Minors DS, Waterhouse JM. The circadian rhythms of human subjects without timepieces or indication of the alternation of day and night. J Physiol 1974;240:567-94.
72. Carskadon MA, Dement WC. Estudos do sono num dia de 90 minutos. Electroencefalogia e Neurofisiologia 1975;39:145-55.
73. Carskadon MA, Dement WC. Sonolência e estado de sono num horário de 90 minutos. Psychophysiology 1977;14:127-33.
74. Akerstedt T, Gillberg M. The circadian variation of experimentally displaced sleep (A variação circadiana do sono deslocado experimentalmente). Sleep 1981;4:159-69.
75. Tilley AJ, Wilkinson RT, Warren PSG, Watson B, Drud M. The sleep and performance of shift workers (O sono e o desempenho dos trabalhadores por turnos). Hum Factors 1982;24:629-41.
76. Rutenfranz J, Colquhoun WP, Knauth P, JN Ghata. Aspectos biomédicos e psicológicos do trabalho por turnos: A review. Scand J Work Environ Health 1977;3:165-82.
77. Knutsson, A. Distúrbios de saúde dos trabalhadores por turnos. Occup Med 2003;53:103-108.
78. Kawachi I, Colditz GA, Stampfer MJ, Willett WC, Manson JE, Rosner E, et al. Smoking cessation and time course of decreased risks of coronary heart disease in middle-aged women. Arch Intern Med 1994;154:169-175.
79. Freitas J, Lago P, Puig J, Carvalho MJ, Costa O, De Freitas AF. Ritmo circadiano da variabilidade da frequência cardíaca em trabalhadores por turnos. Jornal de Electrocardiologia 1997;30(1):39-44.
80. Linsell CR, Lightman SL, Mullen PE, Brown MJ, Causon RC et al. Circadian rhythms of epinephrine and norepinephrine in man. J Clin Endocrinol Metab. 1985;60:1210-1215.
81. Mills JN. Human circadian rhythms. Physiol Rev 1966;46:128 -171.

82. Reilly T, Atkinson G, Waterhouse J. Physiological rhythms at rest (Ritmos fisiológicos em repouso). In: Reilly T, Atkinson G, Waterhouse J, eds. Biological Rhythms and Exercise (Ritmos biológicos e exercício). New York, NY: Oxford University Press Inc; 1997:15-27.
83. Wilkinson RT. A que velocidade deve ser feita a rotação do turno da noite? Ergonomia 1992;35:1425-1446.
84. Reinberg A, Andlauer P, De Prins J, Malbecq W, Vieux N, Bourdeleau P, et al. Desincronização do ritmo circadiano da temperatura oral e intolerância ao trabalho por turnos. Nature 1984;308(5956):272-274.
85. Fei L, Copie X, Malik M, Camm AJ. Avaliação a curto e longo prazo da variabilidade da frequência cardíaca para estratificação de risco após enfarte agudo do miocárdio. Am J Cardiol 1996;77:681-684.
86. Hisako Tsuji, Martin G Larson, Ferdinand J Venditti, Emily S Manders, Jane C Evans, Charles L Feldman, et al. Impact of Reduced Heart Rate Variability on Risk for Cardiac Events The Framingham Heart Study. Circulation 1996;94:2850.
87. Tanja GM Vrijkotte, Lorenz JP van Doornen e Eco JC de Geus. Effects of Work Stress on Ambulatory Blood Pressure, Heart Rate, and Heart Rate Variability (Efeitos do Stress no Trabalho sobre a Pressão Arterial Ambulatória, Frequência Cardíaca e Variabilidade da Frequência Cardíaca). Hypertension 2000;35;880-886.
88. Furlan R, Guzzetti S, Crivellaro W, Dassi S, Tinelli M, Baselli G, et al. Avaliação contínua de 24 horas da regulação neural da pressão arterial sistémica e das variabilidades da RR em indivíduos ambulantes. Circulation 1990;81:537- 547.
89. Billman GE, Dujardin JP. Dynamic changes in cardiac vagal tone as measured by time-series analysis. Am J Physiol 1990;258:H896-H902.
90. Cerutti C, Gustin MP, Paultre CZ, Lo M, Julien C, Vincent M, Sassard J. Autonomic nervous system and cardiovascular variability in rats: a spectral analysis approach. Am J Physiol 1991;261:H1292-H1299.
91. Saul JP, Berger RD, Albrecht P, Stein SP, Chen MH, Cohen RJ. Transfer function analysis of the circulation: unique insights into cardiovascular regulation. Am J Physiol 1991;261:H1231-H1245.
92. Saul JP, Berger RD, Chen MH, Cohen RJ. Análise da função de transferência da regulação autonómica, II: arritmia sinusal respiratória. Am J

Physiol 1989;256:H153-H161.

93. Kitney RI. An analysis of the nonlinear behavior of the human thermal vasomotor control system. J Theor Biol 1975;52:231-248.

94. Chess GF, Tam RMK, Calaresu FR. Influência das entradas neurais cardíacas nas variações rítmicas do período cardíaco no gato. Am J Physiol 1975;228:775-780.

95. Kawano Y, Tochikubo O, Minamisawa K, Miyajima E, Ishii M. Circadian variation of haemodynamics in patients with essential hypertension: comparison between early morning and evening. J Hypertens 1994;12:1405- 1412.

96. Lanfranchini PA e Somers VK. Arterial baroreflex function and cardiovascular variability: interactions and implications. Am J Physiol Regul Integr Comp Physiol 2002;283:R815-R826.

9 7.Stein PK, Domitrovich PP, Kleiger RE, e CAST Investigators. Including patients with diabetes mellitus or coronary artery bypass grafting decreases the association between heart rate variability and mortality after myocardial infarction. Am Heart J 2004;147:309-316.

98. Lombardi F, Sandrone G, Mortara A, La Rovere MT, Colombo E, Guzzetti S, e Malliani A. Variação circadiana dos índices espectrais da variabilidade da frequência cardíaca após enfarte do miocárdio. Am Heart J 1992;123:1521-1529.

99. Xu Zhong H, John Hilton, Gregory J Gates, Sanja Jelic, Yaakov Stern, Bartels MN, et al. Acute Sleep Deprivation Is Associated With Increased Sympathetic and Decreased Parasympathetic Cardiovascular Modulation in Normal Humans. J Appl Physiol 2005;98:2024-2032.

100. Tochikubo O, Ikeda A, Miyajima E, e Ishii M. Effects of Insufficient Sleep on Blood Pressure Monitored by a New Multibiomedical Recorder. Hypertension 1996;27:1318-1324.

101. Raffaello Furlan, Franca Barbic, Simona Piazza, Mauro Tinelli, Paolo Seghizzi, Alberto Malliani, et al. Modificações do perfil autonómico cardíaco associadas a um horário de trabalho por turnos. Circulation 2000;102:1912-1916.

102. Kastanioti CK, Tziallas D. Shift work modifies the circadian cycle in nurses Icus Nurs Web J 2006;25:1-5.

103. Thomas DA, Poole K, McArdle EK, Goodenough PC, Thompson J, Beardsmore CS, et al. The effect of sleep deprivation on sleep states, breathing events, peripheral

chemoresponsiveness and arousal propensity in healthy 3 month old infants. Eur Respir J 1996;9:932-938.

104. Knutsson A. Shift work and coronary heart disease (Trabalho por turnos e doença coronária). Scand J Soc Med. Suppl.1989;44:1-36.

105. Karlsson B, Knutsson A, e Lindahl B. Existe uma associação entre o trabalho por turnos e a síndrome metabólica? Resultados de um estudo de base populacional com 27485 pessoas. Occup Environ Med 2001;58(11):747-752.

106. Amir O, Alroy S, Schliamser JE, Asmir I, Shiran A, Flugelman MY, et al. Brachial artery endothelial function in residents and fellows working night shifts. Am J Cardiol 2004;93:947.

1 07.Spiegel K, Leproult R, Van Cauter E. Impact of sleep debt on metabolic and endocrine function. Lancet 1999;354:1435-9.

108. Tochikubo O, Ikeda A, Miyajima E, Ishii M. Effects of insufficient sleep on blood pressure monitored by a new multibiomedical recorder. Hypertension 1996;27:1318-24.

109. Spiegel K, Leproult R, L'Hermite-Baleriaux M, Copinschi G, Penev PD, Van Cauter E. Leptin levels are dependent on sleep duration: relationships with sympathovagal balance, carbohydrate regulation, cortisol, and thyrotropin. J Clin Endocrinol Metab 2004;89:5762-71

110. Meier-Ewert HK, Ridker PM, Rifai N, Regan MM, Price NJ, Dinges DF, et al. Effect of sleep loss on C-reactive protein, an inflammatory marker of cardiovascular risk. J Am Coll Cardiol 2004;43:678-83.

111. Vgontzas AN, Zoumakis E, Bixler EO, Lin HM, Follett H, Kales A, et al. Adverse effects of modest sleep restriction on sleepiness, performance, and inflammatory cytokines. J Clin Endocrinol Metab 2004;89:2119-26.

112. Vgontzas AN, Bixler EO, Papanicolaou DA, Chrousos GP. Inflamação sistémica crónica em adultos com excesso de peso e obesidade. JAMA 2000;283:2235.

113.Shamsuzzaman ASM, Winnicki M, Lanfranchi P, Wolk R, Kara. T, Accurso V, et al. Elevated C reactive protein in patients with obstructive sleep apnea. Circulation 2002;105:2462-4.

114. Muller JE, Tofler GH, Verrier RL. Sympathetic activity as the cause of the morning increase in cardiac events. A likely culprit, but the evidence remains circumstantial [editorial; coment]. Circulation 1995;91:2508-9.

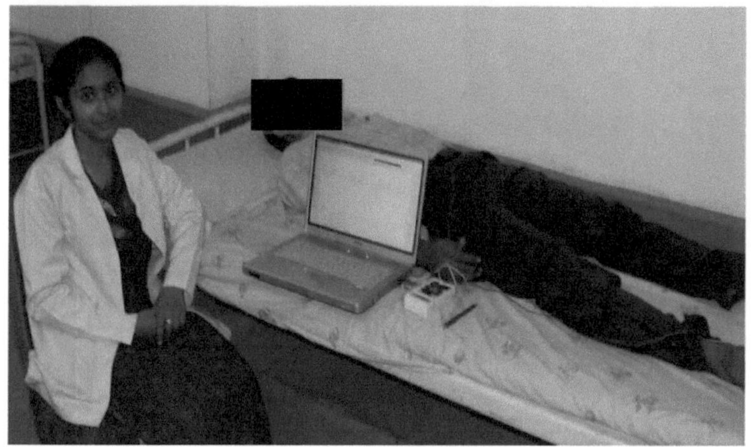

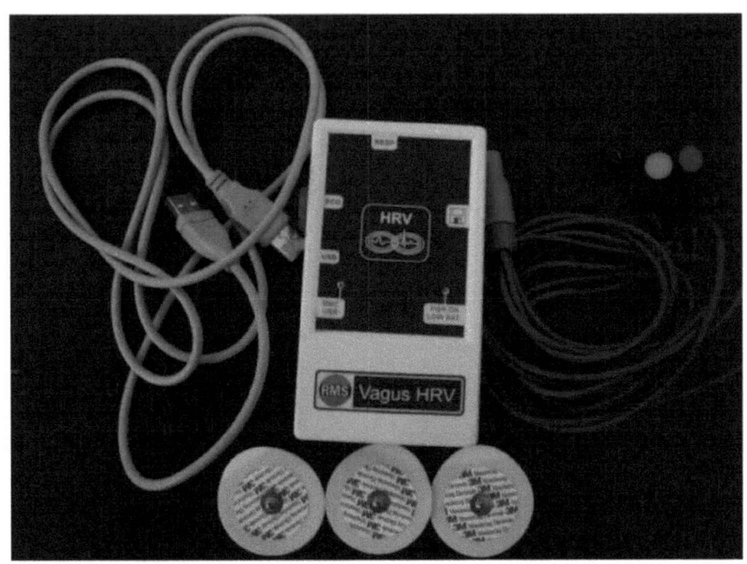

Figura 2: Aparelho utilizado para registar a HRV - hardware Vagus HRV,

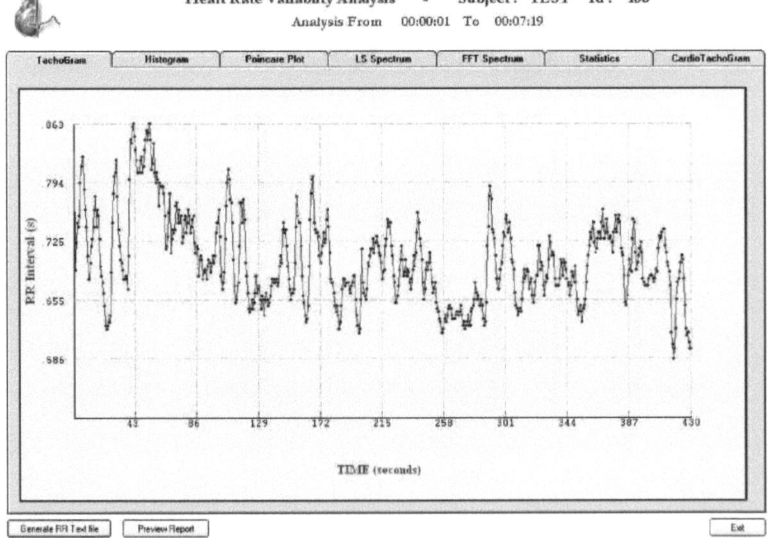

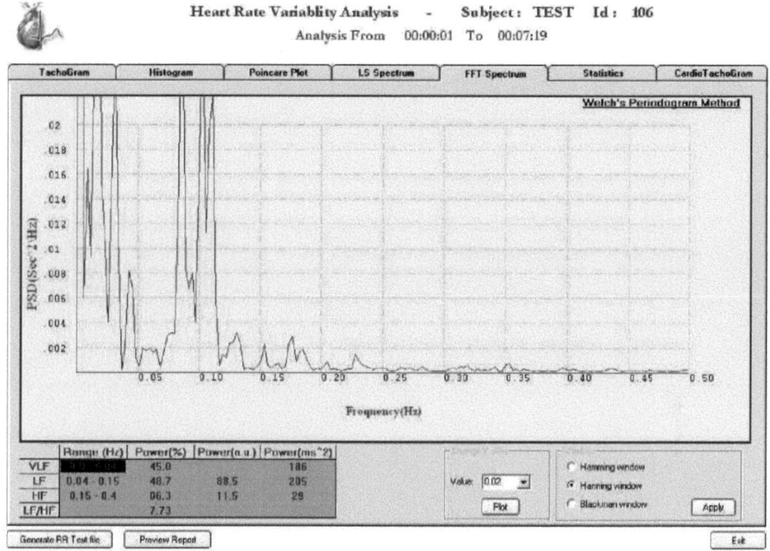

Amostra de registo de HRV

CONSENTIMENTO INFORMADO

TÍTULO: UM ESTUDO COMPARATIVO DA VARIABILIDADE CIRCADIANA DA FREQUÊNCIA CARDÍACA ENTRE TRABALHADORES DO TURNO DA NOITE E DO TURNO DO DIA

I Sr./Sra. de idade, aqui por

dou o meu consentimento para ser incluído como sujeito no estudo "A Comparative study of circadian heart rate variability between night shift and day shift workers". Tenho conhecimento de que os dados gerados neste estudo serão utilizados para fins de investigação. Confirmo que não me foram oferecidos quaisquer incentivos financeiros para participar neste estudo ou que não poderei retirar quaisquer benefícios financeiros do mesmo. A minha participação neste estudo é voluntária. O médico informou-me pormenorizadamente (verbal e por escrito) sobre o estudo para fins de investigação na minha própria língua. O objetivo do estudo é comparar a variabilidade circadiana da frequência cardíaca entre trabalhadores do turno da noite e do turno do dia. Foi-me explicado em pormenor o estudo proposto. Não terei de suportar quaisquer encargos financeiros. Dou o meu consentimento para o estudo proposto.

Assinatura do sujeito:

Data:

Local:

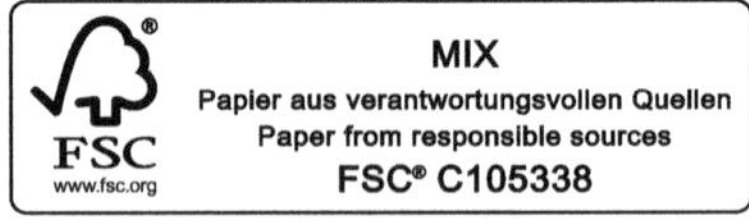

Printed by Books on Demand GmbH, Norderstedt / Germany